人体复原工程

人体使用手册 2

吴清忠 著

瞳中
天池
天泉

北京科学技术出版社

图书在版编目 (CIP) 数据

人体使用手册 2, 人体复原工程 / 吴清忠著 . —北京：北京科学技术出版社 , 2019.5（2021.5 重印）
ISBN 978-7-5714-0280-8

Ⅰ . ①人… Ⅱ . ①吴… Ⅲ . ①保健—基本知识 Ⅳ . ① R161

中国版本图书馆 CIP 数据核字 (2019) 第 080402 号

人体使用手册 2：人体复原工程

作　　者：吴清忠
策　　划：许苏葵
责任编辑：许苏葵
责任印制：吕　越
封面设计：王　萌
出 版 人：曾庆宇
出版发行：北京科学技术出版社
社　　址：北京西直门南大街 16 号
邮政编码：100035
电话传真：0086-10-66135495（总编室）
0086-10-66113227（发行部）　　0086-10-66161952（发行部传真）
电子邮箱：bjkj@bjkjpress.com
网　　址：www.bkydw.cn
经　　销：新华书店
印　　刷：北京凯德印刷有限责任公司
开　　本：700mm × 1000mm　1/16
字　　数：145 千
印　　张：14
版　　次：2019 年 5 月第 1 版
印　　次：2021 年 5 月第 10 次印刷
ISBN 978-7-5714-0280-8/R·2629

定　价：45.00 元

再版序

《人体复原工程》出版至今已超过七年，这七年间我和几个朋友组成的研究团队，致力于检测和调理仪器的开发，希望能建立一套系统，能清楚地观察人体复原工程的工作，找出其运行的规律，进而发展出能和人体内部能力衔接的外部调理系统。

经过多年的努力，我们建立了一套包括经络检测和气场调理的系统。气场束是模仿气功师能量的仪器，这种能量和人体内部本来具有的能量有相同性质，因此将之输入人体之后能立即为人体所用，能快速改变身体内部脏腑的状态。经络检测则能观察人体实时的状态。把两者合而为一，就能像修复电器系统一样，一边用气场束调整脏腑，一边用经络仪观察气场能量从某条经络进入人体后，身体产生的变化。我们也开始用这种全新的方法帮朋友调理身体。这种方法的好处是检测和调理全用仪器，所有玄乎的东西几乎全不见了。学习中医不再那么困难，一些本来不容易处理的健康问题，也简单了许多。

在这个时间点，《人体复原工程》的合约正好到期，这本书需要改版再发行。主要是和我的其他几本书一起发行，能更好地服务读者。

《人体复原工程》谈的主要是“人体的自愈机制”。这个课题几乎是医学界的禁忌，很少有研究报告讨论这个课题，论文更是难找。主要是这个课题不容易创造商机，人们生病都利用“人体自愈机制”来克服，那药会少卖很多，医院的生意必定也会大受影响。睡眠是提升人体自愈机制最重要的手段，而睡眠却是完全不需要成本的。因此，整个医疗产业对这个课题没有兴趣也就不足为奇了。

今天医疗费用不断升高，所有慢性病都缺乏痊愈之道，可能都和从来不做自愈相关课题的研究有关。在这个年代，只能靠自己多思考、多学习，深入地理解人体运行的规律，找出真正自然存在的健康之道。我写这本书和这个主题的初衷，希望分享我自己这些年摸索的心得，让更多的朋友能得到真正的健康。

到医院治病靠的是药物和手术，治标不治本。养生靠的则是人体的自愈。因此，只有对人体自愈的逻辑和现象有更深入的理解，才能真的做好养生。

吴清忠

2016年2月

前言
做自己身体的总经理

2006年以来，《人体使用手册》在各类书店（国有、民营、网络书城等）成了年度畅销书，并且至今仍在热销，让我意外地成了畅销书的作家。书出版后，我曾在“和讯”开了一个博客（现在用吴清忠养生网和新浪微博），每天都有读者问各种各样的健康问题。问得最多的是对“一式三招”操作的细节，以及在实施了“一式三招”之后，血气上升身体开始了修复的工作，出现许多症状所产生的问题。我觉得需要出版这本新的书，进一步提供我自己的经验，让读者对身体有更深入、更全面的理解。

从来没想过我有一天会成为畅销书作家，《人体使用手册》本来只是我自己养生的心得记录，用来提供给朋友养生参考的电子文件。有一次朋友问我能不能把档案传给他的朋友，我毫不犹豫地同意了。我的想法是写这本电子书的初衷只是想分享自己的健康经验，他的朋友多半是健康出了问题，和一个人的健康相比，书的版权显然没有那么重要。

经过了三年，有一天在台北的一家餐厅和老板交换名片时，她很惊讶地告诉我正在看我的书。由于我从未出版过书，怎么会有人看我的书？可是当她从柜子里拿出影印的书时，那确实是我写的。回家后赶紧上网，才知道那已经是当年大陆网络最热的一本“书”，网络上到处都能下载。

没多久，一家台湾的出版社找上了门，书就这么出版了。虽然纸质书出版了，可是我给出版商开了一个条件，必须在网络上公开展示，继续维持免费的网络版自由传播。过了半年，大陆的纸质书也在广东的花城出版社出版了。

《人体使用手册》在2002年完稿，已经是六年前的事了。这六年间，我遇见了几位很好的老师，学习了许多新东西。我自己和家人的健康也在不断的进步之中。人体的复原过程，是我这六年来最主要的体会。我不是医生，我的研究只是养生的心得，是每一个人都能自己做的。

把自己的身体当成企业一样管理

在中学的国文课本中，经常要读古文。在课文的后面都有作者的简介，常常看到简介中有“略通岐黄”的加注。有一次看清宫的连续剧《康熙皇帝》，剧中康熙在外打仗时生了病，宫廷里的御医开了药方，需要经过几个军机大臣过目才能放行。

显然自古以来的中国，医学不完全是专业领域，是每一个中文达到一定水准的人都能修习的科学。学习的程度并不像今天仅止于常识，而是达到可以开立处方的水准。今天的医疗法律限制只有医生才能开立处方，无意中也设立了人们思考和学习医学的界限。

记得有一天，一个成功的企业家请我吃饭，告诉我他最近一次身体检查，查出大肠里长了几个肿瘤，希望我给他一点建议。

从外表看，他并没有明显的病容，他的肿瘤不是很大，应该短期内不会有危险。我建议他先遵从医生的指示，如果医生认为要割除，只要不会造成永久性的伤害就先割除。然后开始好好调养身体，他找我的目的就是想问我如何调养。

我问他对健康的看法，他说他一向听医生的建议，自己对中西医都没有研究，总认为那是专业医师才有能力了解的。

我告诉他，他的小企业成长到今天的大规模，他必定需要不断地学习企业管理的知识，自己处理企业的问题。虽然企业长期请了管理顾问作为企业的医生，但是管理顾问的建议仅供参考，管理的工作和企业的各种决策，最终还是得他自己做。

身体和企业是一样的。企业的问题常常出在经营者身上，只有企业家自己能解决。人体也一样，大多数的疾病就像企业里的问题，必须自己改变才能改善，不能全靠医生。

我建议他要像学习管理企业的知识一样，花点精力学习养生的知识，自己主导养生和祛病的工作，做身体真正的总经理，才能摆脱疾病，得到健康。

学习健康的养生知识，并不会比学习企业管理的知识困难。特别是一个成功的企业家，一定有清晰的思路和逻辑。只要把医学当成自己也能学习的一门学问，打破莫须有的知识界限，自己掌握正确的健康知识，就能用管理企业同样的逻辑来管理自己的健康。

我深信一个成功的企业家，一定有能力管好自己的健康。“不为良相，则为良医”是中国古代的名言，说明医学和管理的道理是相通的。

目录
Contents

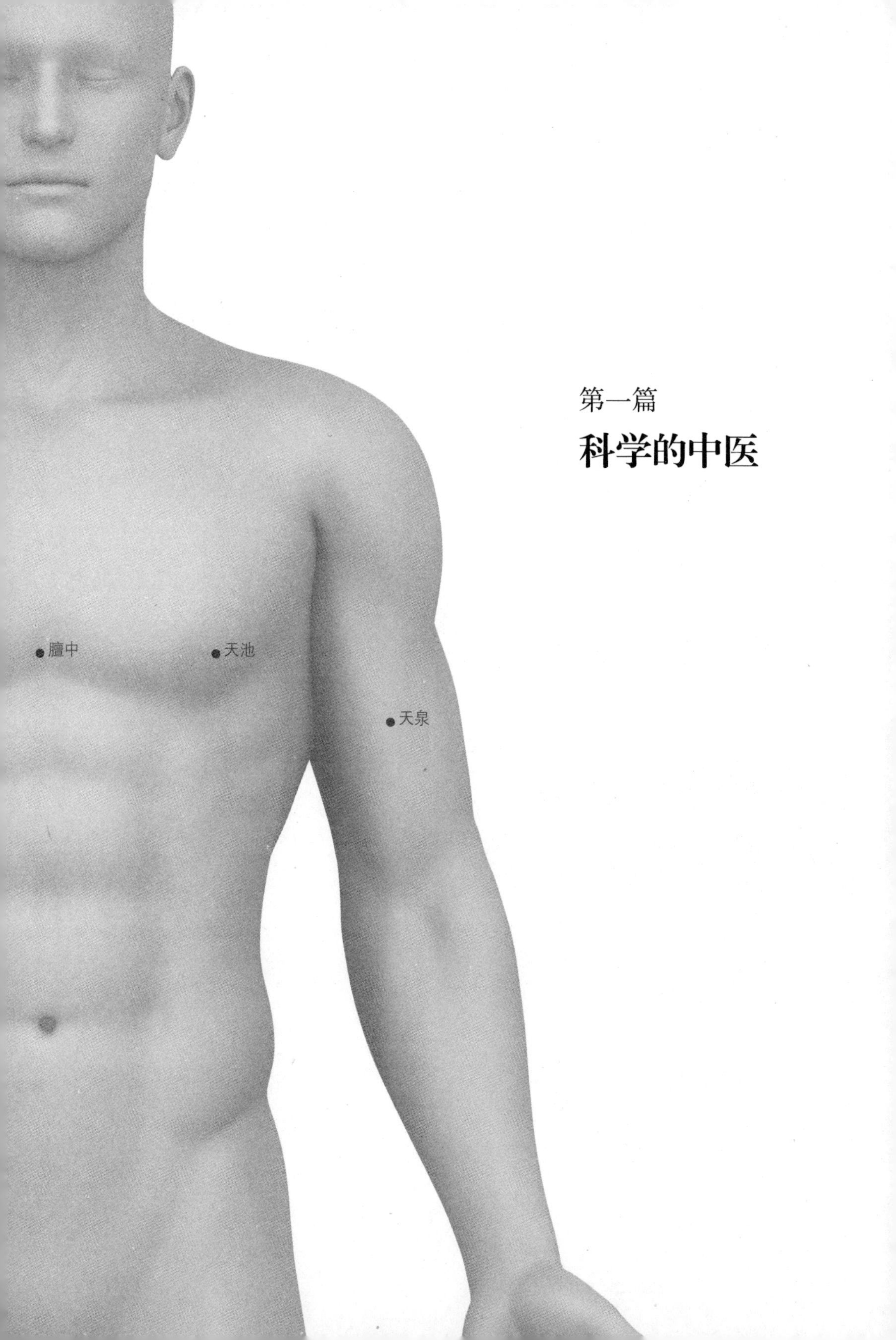

第一篇

科学的中医

第一章　五脏六腑的科学意义

早期台湾的电子业，曾经有一段时间从事仿造日本设计的电动玩具机。那是一种产品设计的方法，在完全不知产品设计原理的状况下，仅从硬件的解剖，利用反向工程技术（reverse engineering），完成产品的仿制。

现代医学对人体的研究很像这种反向工程技术，不明白人体的设计原理，直接从硬件解剖下手，看到什么算什么，完全以眼见为真的逻辑为依归。受限于人类当前的科技能力，利用这种手段，只能发展出非常有限的知识，至今仍然无法找到各种慢性病的真正原因。

物理学对于未知领域的研究方式是，首先建立假设模型，再拿实际的结果套入模型，如果有差异，则修正模型；多次修正之后，模型和真理才会逐渐趋于一致。

例如，太阳系远方星球的发现，是先观察比较靠近地球的星球和太阳的距离，发现每一个星球和太阳的距离，呈现数学上的规律性。

依据这个规律，建立了一个理论上的太阳系模型。再依据这个模型推算在某一个位置应该有行星存在。后来果然在那些预测的位置找到了太阳系的新行星。

另一个著名的例子，是原子结构的研究。当时没有任何设备能够实际看到原子内部的结构。科学上的原子结构理论，也是先建立了假设模型，再用各种原子的现象逐渐验证，才慢慢找出原子可能的结构。

中医脏腑的阴阳五行理论，很像物理学的系统模型。这是一个假设性的模型，不但详细说明了人体内各个器官之间互相的关系，并且对人和自然界的关系也做了详细的陈述。有了这种理论模型，中医在推论疾病的原因时，有更多推理的因素和逻辑，可以更精确地找到疾病的原因。

例如，小肠的疾病，可以用脏腑互为表里的理论，找到小肠和心脏的表里关系，因而发现原来疾病的根源来自心脏。在西医的体系里，没有这种脏腑关系，小肠的疾病永远不会被认定和心脏有任何关联。

以当前的科学能力，人类对身体的认知极为有限，更不明白人体设计的逻辑，如果主流医学继续坚持发展实证道路，可能人类还要忍受很长时间的医学发展停滞期，几十年后各种慢性病仍然找不到原因，更找不到治疗和预防的正确方法。

医学的研究应该如同物理学的研究，可以先接受中医所建立的人体模型，或多建立几个假设性的完整人体模型。利用模型来解释各种现象，进而逐步调整模型中的各种假设，也许从这个方向有机会发展出对人类更有用的医学理论。

第二章　中医与西医的差异

西医从解剖学研究人体，解剖的是死人，死人和活人有很大的不同。例如，人有情绪，死人没有情绪，情绪对生理的影响，从解剖学中是很难观察的，情绪却可能是大多数慢性病真正的根源。

又例如，中医的针灸师在活人身上扎针，当针到达穴位正确的深度时，会出现粘针的感觉，医生的手感会不同。患者则会出现酸、胀、麻的感觉，表情会有些变化。这时医生自然知道针已经到了正确的位置。在死人身上扎针，针不碰到骨头是不会停止的，扎针的人没有任何感觉。另外，中医认为经络里存在着体液的流动，解剖的死人血压消失，所有体液都不再流动，经络就无从观察了。

从这个观点来看，**中医是研究活人的科学，西医则是以死人为基础的科学**。活人是动态的，死人是静态的，是两种完全不同的科学，评价和验证的方法自然也不一样。从科学研究的方法来看，中医建立的模型可能更具科学性，也更有机会找出解决问题的方法。

西医面对某种病，总能发展出特定的药来医治。中医面对相同的病，会用许多不同的药，医生得视患者每天的状况，调整用药。中医认为人是活的，身体是不断变化的，每一个人每一天的情形都不同，不能一味药吃到底。

例如，中医治疗一位已经出现腹水的癌症患者时，开始可能需要针对他当前的急症予以缓解，这时需要一方面调理血气，同时另一方面去除表面症状，提升脾脏的能力去除腹水的威胁，标本兼治；当第一阶段的治疗见效，腹水去除了，第二阶段，可能就要着重血气的调养；在调养的过程中，由于腹水是脾极虚的现象，脾主思，患者会出现严重沮丧和忧郁的情绪，使得睡眠出现障碍，肝火上升。这时就需要调整药物，泄除肝火；血气上升了，身体开始出现排寒气的症状，这时又要调整药物，协助身体排除寒气……治病有如作战，随时需要了解敌情，调整策略，很难有固定的方子。身体有万千的变化，患者的情绪又难以掌握，这就是中医不容易学好的原因。

《黄帝内经》是一本非常独特的书，虽然作者假借黄帝和岐伯的对话来陈述医理，但作者观察人体的视角，却是从人体设计者的观点出发，也就是作者模拟造物者的角度，陈述整个人体的模型。虽然这本书在约两千年前完成，但是这种陈述的方法，却和现代物理学的理论模型有异曲同工之妙。

整本书首先对人体的系统进行非常详细的说明和解析，随后又说明正确使用身体的方法，以及身体使用不当时会出现哪些疾病，最后再说明各种疾病的治疗和养生方法。

以设计者观点所写的使用手册

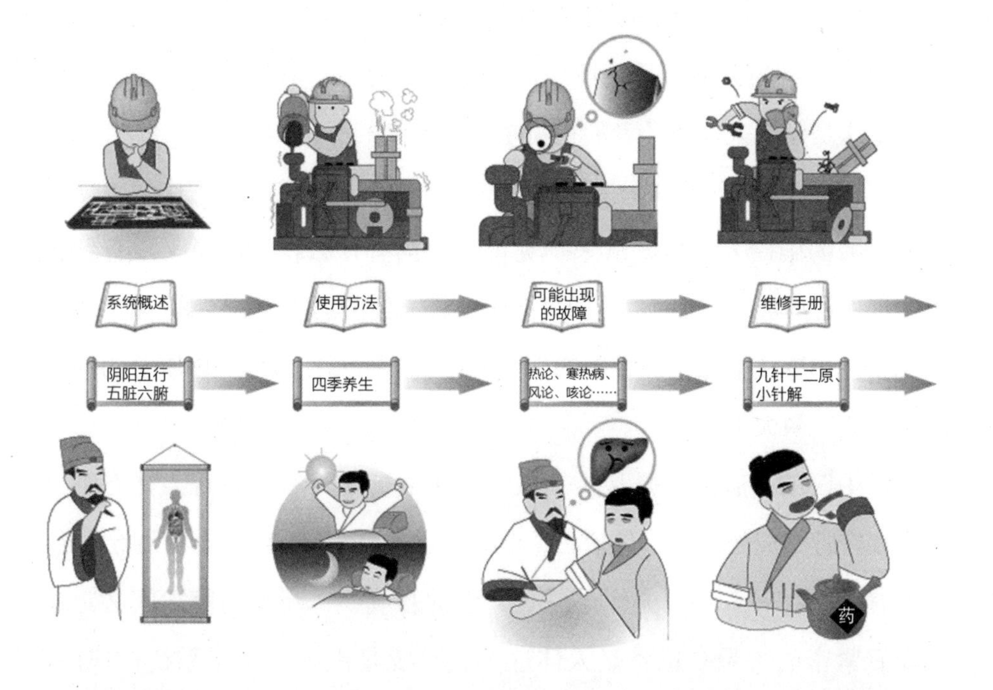

图1 《黄帝内经》是中医最古老的经典，其内容及结构和现代机械设备的使用手册非常接近。例如，《内经》里先利用阴阳五行以及脏腑的理论，讲述人体整体系统结构。这部分和设备使用手册中的系统概述是一样的。接着《内经》再教导人们应如何顺应四季的变化来生活。这部分正是使用手册中的使用方法。随后又说明许多疾病的成因，这部分则一如使用手册中所提出的可能故障。最终《内经》用了很大的篇幅说明各种疾病对症治疗的方法，这部分可以说是使用手册中的维修手册

通常使用手册是产品设计者才有能力写的，内容包括系统概述、使用方法、可能出现的故障、维修手册四个主要部分。《黄帝内经》就像现代电器用品的使用手册，内容正好涵盖了这四个部分。《人体使用手册》书名的灵感，是我第一次看《黄帝内经》时的真实体会，书名表达这是模拟人体设计者的视角来观察人体的书。

“五脏六腑”是一个中国人耳熟能详的名词，在我学习中医之前和大多数的中国人一样，从来不觉得这个词有什么特别的意义。直到我想把书翻译成英文时，才发现只有中医把人体的内脏分成“脏”和“腑”，“脏腑”在英文里找不到相应的字。为什么中医要把人体的内脏分为“脏”和“腑”两大类呢？

中医的“脏腑”是从十二条经络来的，最早有人发现人体有十二条和内脏相应的经络，包括心、小肠、肝、胆、脾、胃、肺、大肠、肾、膀胱、心包和三焦。人体是一个完整的系统，每一个内脏之间必定存在着紧密的关系。也就是人体这个大系统是由十二个子系统构成的，这十二个子系统之间的关系必定非常密切，只有把这十二个子系统之间的关系理清楚，建立了人体的运行逻辑，才能找到治疗疾病的方法。

如图2，十二个内脏之间的关系总共有六十六条关系线，厘清这么多子系统之间的关系，是一件极为困难的工程。因此，厘清内脏之间关系的工作，必须从简化系统做起，通过对系统的分析进行简化，减少其间的关系线。

从人体的经络中可以发现在手上的六条经络（心、小肠、肺、大肠、心包和三焦）中，存在着三对相应关系。心和小肠一对，肺和大肠一对，

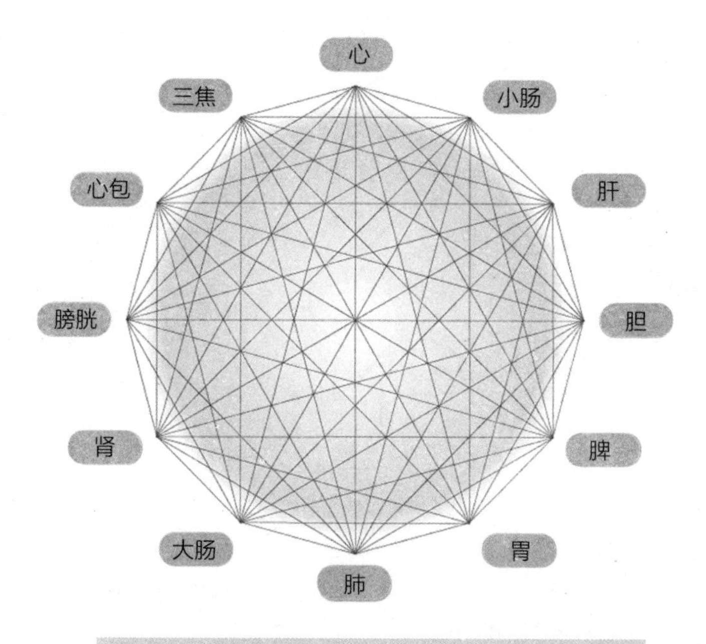

图2　十二个子系统之间有六十六条关系线

心包和三焦一对。心经和小肠经经络的本体均深藏在手臂的中间，每一对经络的最里层极为接近，经络的变化应该是同步的。同样的情形也出现在肺和大肠，以及心包和三焦。

心包和三焦主要掌管人体的血和气。心包主血，三焦主气，是人体的能量系统，可以先从十二个子系统中移出，剩下十个子系统。

图3显示出手上三对相应脏腑的经络。从图中可以看到心经和小肠经、肺经和大肠经、心包经和三焦经实际的距离非常接近。

在临床上也发现这些相邻经络的器官的确存在着非常近似的同步变化。例如，当肺部受寒或排寒气时，大肠会有相应同步的反应。通常在感冒期间，大便会随着感冒而出现便秘的状态，当大便开始通畅时，

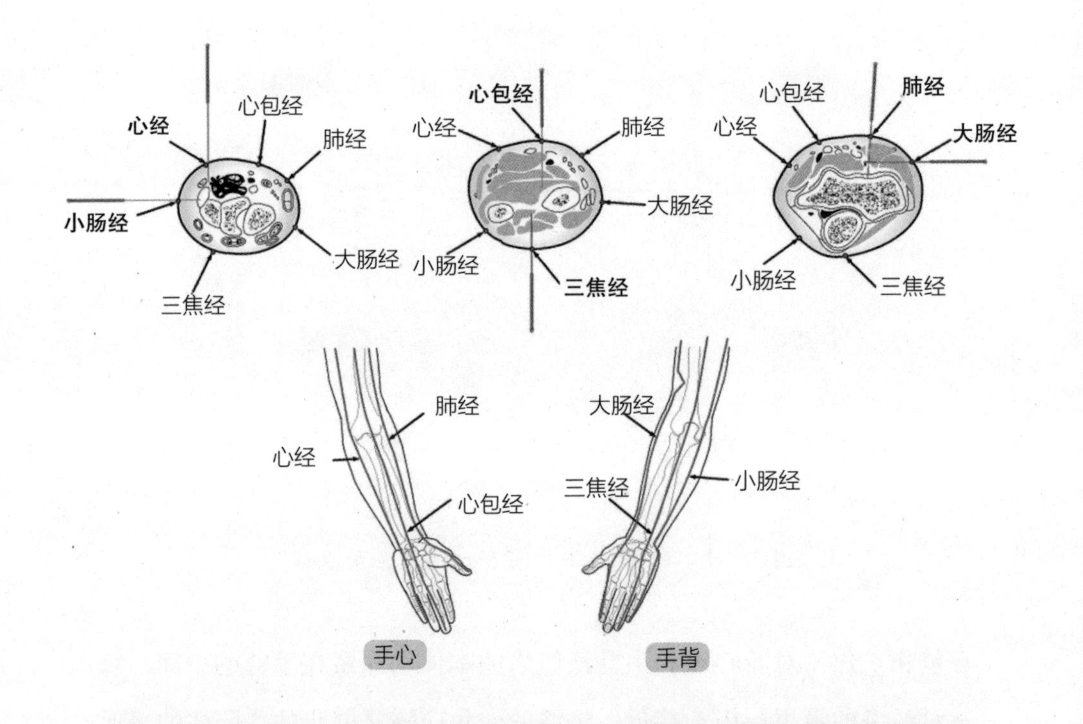

图3 人体手上有六条经络，其中存在着三对组合，虽然经络可以从皮肤的表面定义，但是真正的经络在身体的内部。图中显示针刺穴位时，心经和小肠经、心包经和三焦经、肺经和大肠经的实际针尖位置是非常接近的，每一对接近的经络，在经络部位的变化是互相紧密影响的。虽然心脏和小肠、肺和大肠的实际位置并不在一起，但是其运行受到经络的实际影响。因此，相邻经络所对应的脏腑，会出现同步的变化。中医称为互为表里的脏腑

感冒也就快好了。

同样的情形也出现在腿上的经络，脾经和胃经、肝经和胆经、肾经和膀胱经，都是成对存在着，如图4所示。进一步分析每一对脏腑，可以发现其中必定有一个是实心或者内部存在着复杂结构的内脏，另一个则是空心的容器，而每一对脏腑之间也存在着许多相似的同步反

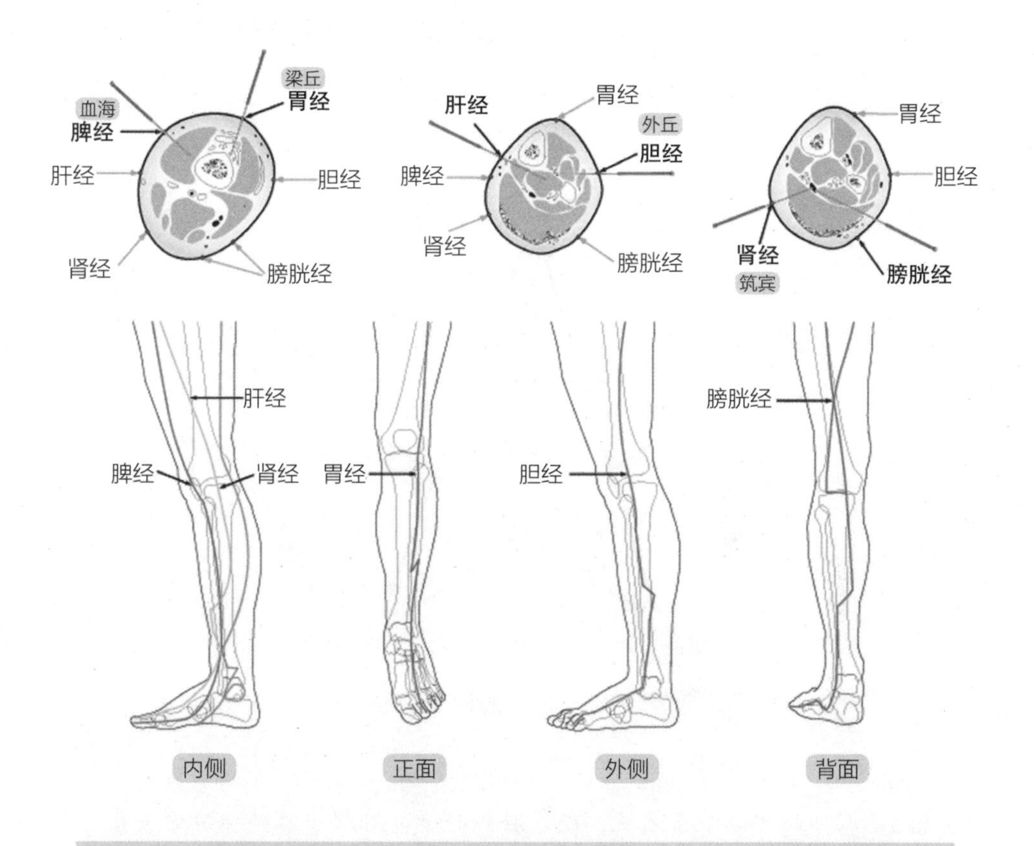

图4　人体脚上也有六条经络，和手上的经络相同，脚上的经络也存在着脏腑对应的现象，脾经和胃经、肝经和胆经、肾经和膀胱经是脚上三对相应的经络

应。**于是把实心或存在着复杂结构的内脏定义为脏，空心的容器定义为腑。每一对脏腑的关系定义为“表里对应”。**

十个子系统分成脏腑之后，成了“五脏五腑”，每一个脏和一个腑同步变化，可以视为同一个子系统，于是十个子系统就简化成了五个子系统。五个子系统之间的关系线就从六十六条简化为十条（图5）。这么一来就可以套用中国传统的五行理论进行内脏间关系

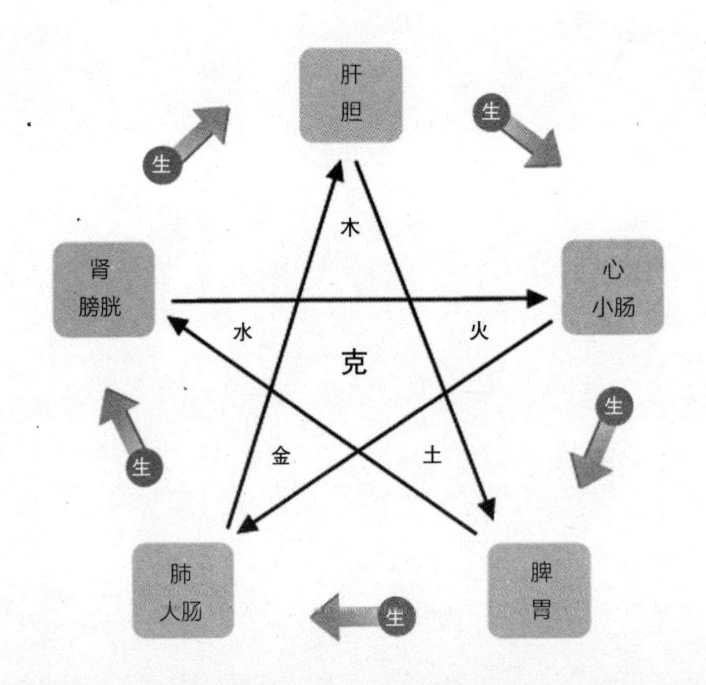

图5 人体的十二个子系统，经过脏腑分类并且找出脏腑相应的关系之后，再将主血和气的心包和三焦移开，就剩下五个子系统。子系统间的关系线从六十六条简化为十条，就可以套用中国传统医学分析系统的五行理论来分析疾病

的分析。

虽然中国人常提到“五脏六腑”，但三焦指的是人体的胸腔和腹腔，并没有独立存在的器官，实际上存在的器官有五脏和五腑。

从这样的分析可以理解，中医把内脏分为脏腑，是对人体内脏进行系统化分析的第一步，把十二个子系统的复杂体系，简化成五个子系统，进而就五个子系统之间理出彼此相互的关系，人体内脏的运行逻辑于是成形。

今天各种慢性病之所以找不到病因，很可能最大的因素是找不出人体内脏之间关系的系统逻辑。只有厘清各个内脏的关系，才有机会明白身体内部的运行逻辑。就这个观点而言，中医在系统分析的科学化上比西医进步了几千年。“五脏六腑”“脏腑互为表里”这些中国人耳熟能详的名词，背后蕴藏着非常重要的科学意义。

古时候，人类接触和制造的产品都很简单，多数人很难理解这种系统的概念。因此，就把这种五行的系统概念称为玄学，所谓玄学就是多数人难以理解的东西。近代计算机科技的普及化，大多数人都具备了系统学的基本知识，不能再用玄学来看五行理论，可是仍然有部分科学家因为中医使用五行概念而认为中医不科学，实则是缺乏系统学概念所致。

这种五行概念的脏腑运行理论，就像物理学的各种理论在证实之前的假设模型一样，需要科学家继续努力很长的时间才能完成实证工作。在当前慢性病的原因“不详”的年代，这种研究方向比以“反向

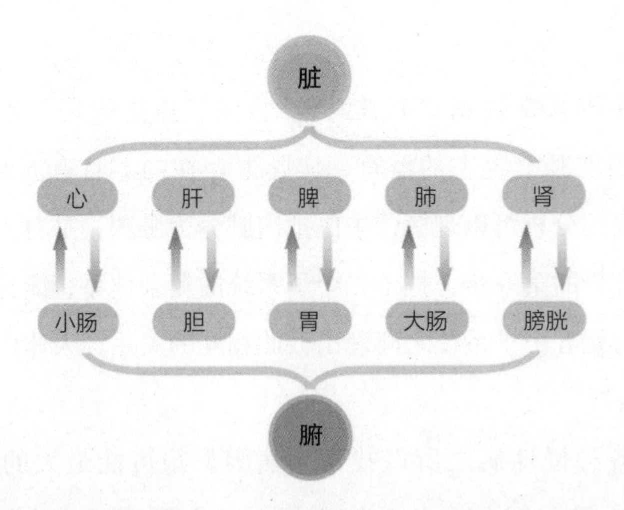

图6　中医理论是唯一把器官分为脏腑的医学理论，脏指的是心、肝、脾、肺、肾，是实心或拥有复杂结构的内脏。腑指的是小肠、胆、胃、大肠、膀胱，是空心容器形态的内脏。每一个脏和一个腑相对应，在病理上经常有同步的变化。例如，小肠的疾病常常是心火引起的；感冒时虽然是肺脏的问题，但是和大肠相关也会出现大便不顺畅

工程手段”为主的现代医学更科学，也更有机会找到人体的真相，发展出真正的疾病防治技术。

第三章　人体的脏腑与企业组织的比较

我从事企业咨询工作近二十年，企业体系是我熟悉的另一种“系统”。在进行咨询工作时，首先得对企业进行系统分析，有趣的是企业内部的职能也是五个元素：生产、销售、人力资源、研究发展和财务，我们常称之为产、销、人、发、财。同样的，也可以就企业的这五个职能，进行五行的分析。

图7是就这五个企业职能整理出来的五行图。起步时只要有人才（木）就可以开始从事代理销售（火）工作，销售即能开始赚钱（土），赚了钱再投入开发产品（金），有了产品再投入生产（水），这种顺序即是相生的关系。

我经常以一家台湾非常成功的计算机公司的创业过程作为例子来说明。这家公司最早在上世纪八十年代初期，由一群电子专业毕业的年轻人（人）募集了很少的资金成立，开始时从事代理微处理机芯片和开发系统的销售（销），在销售中慢慢累积资本（财），有了资本之

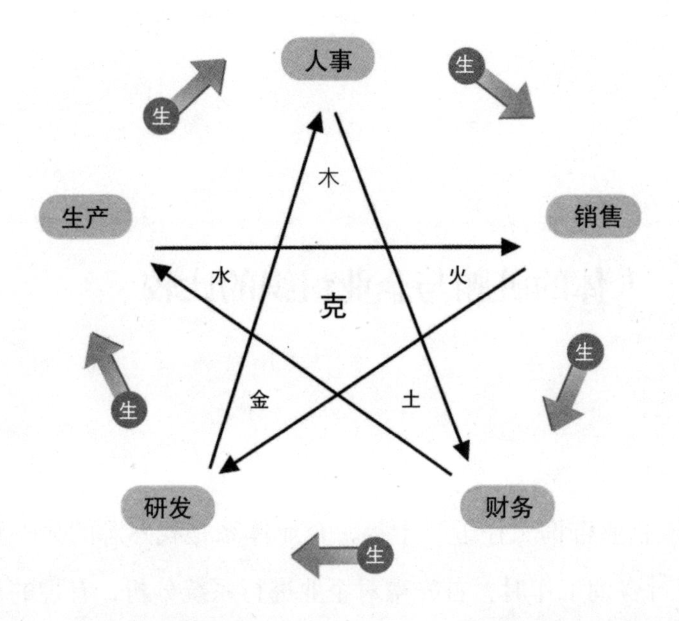

图7　五行理论是系统分析非常理想的工具。例如，用在企业管理的分析时，把企业分为产（生产）、销（销售）、人（人力资源）、发（研究发展）、财（财务）五个职能。其中人才一如树木追求成长，属木。销售力求畅旺如火，属火。财务一如土地般滋养万物，属土。研发的目的在于将财力转换成最有价值的技术，属金。生产追求如流水般的顺畅，属水。管理企业就在于力求使其相生的力量朝向最大的方向成长，并且调节资源的分配，降低相克的力量维持企业的平衡发展

后就投资进行产品的开发（发），开发了产品就投入生产（产），开始生产之后，公司开始大幅增加人力……

这家公司的创业途径，可以说完全按着五行顺序发展的，因此起初所需要的资金最少，最终却创建了台湾最大品牌的计算机公司之一。如果一家企业从生产系统开始创业，相对的初期所需要投入的资金必定比较大，同时由于人才缺乏训练和整合，也缺乏销售系统的支持，创业的风险必定大得多，成功的机会也就小很多了。

一个朋友集资开发了一套软件系统，然后投入市场，经过了许多年的奋斗，最后以失败告终。分析他的失败原因，他是先有人才（人），但是跳过了销售这个环节，通过集资的手段取得资本（财），然后投入开发产品（发），进行生产（产），结果最终还是失败于销售（销）这个环节。

由于在起步时跳过了销售这个环节，使得他们的产品在完成开发投入市场时，需要做许多调整，也就是起步时所开发的产品并非是完全按着市场的需要而做的。当产品推进市场时，必须尝试建立几种不同的销售体系来销售产品。这时整个公司已经形成了较大的规模，像艘大船一样，随便转个方向都很费力，也要付出很多的成本。企业有限的资源，就在几次折腾之后消耗殆尽。

在企业经营的过程中，当用了过多人力（木），会出现财务（土）的困难（木克土）；成本（土）太高会给生产（水）带来难度（土克水）；生产（水）量过剩会给销售（火）带来很大的压力（水克火）；销售（火）成绩畅旺，会需要更多的新产品可以卖，给开发（金）部门带来压力（火克金）；开发（金）部门的工作量增加，需要更多的人才（木），人力资源部门的工作又增加了（金克木）。这是五个职能相克的关系。

企业在经营的过程中，难免由于经营者的疏失，而造成内部功能的不平衡。某些部门资源投入过多，或发展太快，使其相克关系的另一个部门产生压力。管理企业最重要的工作就在于防止这种失衡现象的出现。

在企业不断运行中，如何利用有限的资源，保持五大职能相生的机制正常运行，促使企业不断地成长，同时避免相克机制的掣肘造成企业的伤害。经常维持这五个职能的均衡发展，是企业经营者和咨询顾问最主要的工作。这和中医治病时，医生使用各种手段，提升患者的血气能量，同时维持五脏六腑的平衡是相同的道理。

从这个例子说明五行理论并不是玄学，而是系统分析时很好用的一种理论模型和工具。

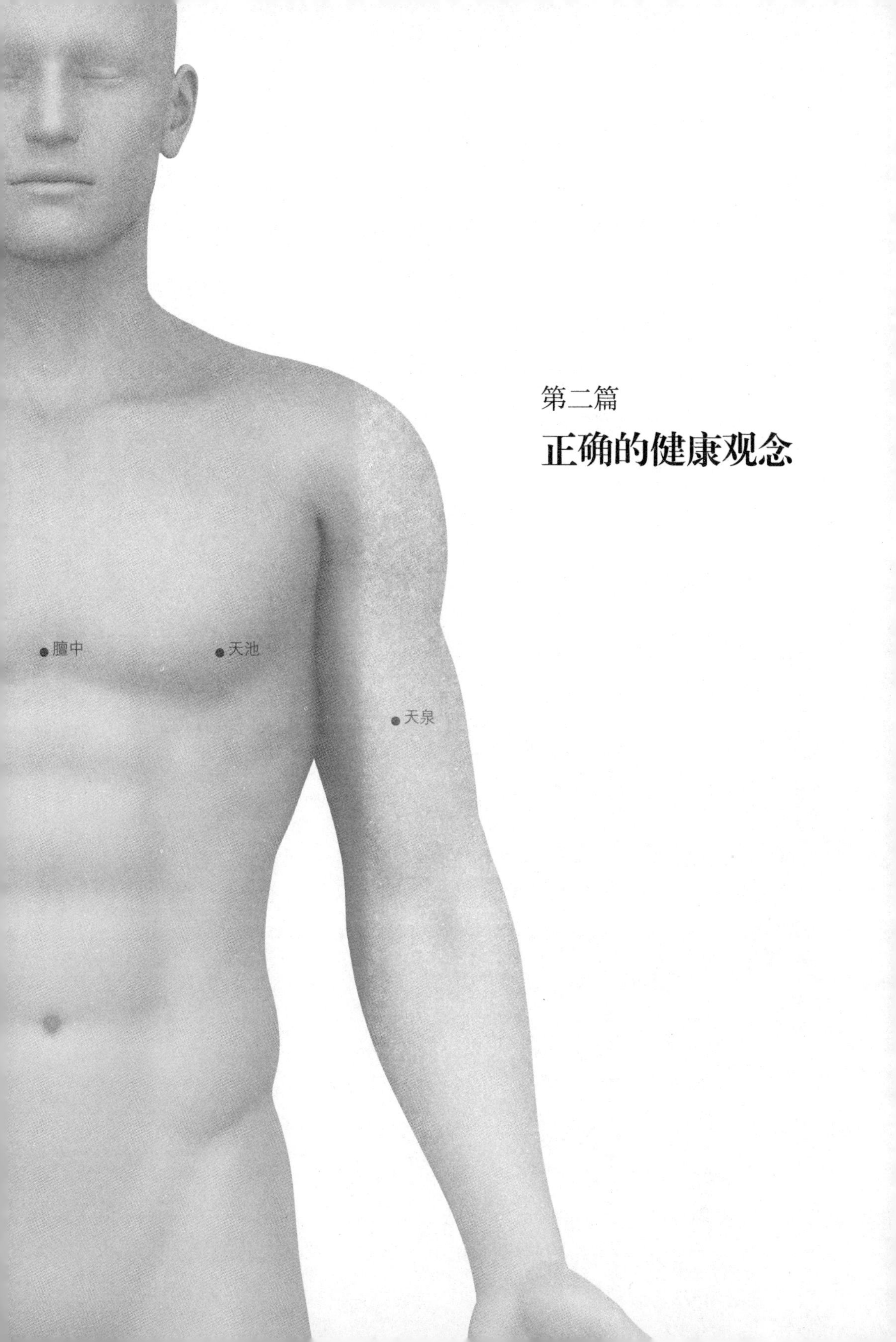

第二篇

正确的健康观念

第一章　疾病的定义

不舒服的症状不一定是疾病

当我们身体出现异常或不舒服症状的时候，现代医学教导我们这是“身体出现了故障”，也就是说你生病了。随着教育的普及，这种观念已经根深蒂固地成为大多数人的直觉反应。这是一种对身体完全不信任的态度，认定我们的身体没有太高的智能，经常都会犯错，生病就是身体出现了错误的现象。

虽然现代医学在理论上认同身体有自愈的能力，但是在实际诊断和治疗的过程中，却完全否定人体的自愈能力。以下两项事实即能说明这一点。

◆ 从来没有人在身体不舒服时被医生诊断为：“你的身体正在修复某个器官。”医生总是说他的某个器官出了问题，“器官异常反应就是疾病”是现代医学的标准逻辑。

◆ 在各种检查的数值中，都会有一个正常值的范围，超出范围时，就被定义为异常，而异常即被归类为生病。医学上从未定义某些症状或检查结果是身体正在修复器官的现象。

从这两个事实看来，现代医学如果不是完全否认身体有任何自愈的能力，就认定身体修复器官时：

◆ 不会有任何不适的症状。

◆ 体内的化学检测指针不会有任何异常。

事实上，当我们皮肤被刀割伤时，一定会出现红肿、疼痛、发痒、结痂等不适的症状。常识判断，这些症状都是身体修复皮肤时必然出现的现象。“割伤”是病，后续的“红肿、疼痛、发痒、结痂”是身体修复伤口时产生的症状。最后掉下来的痂,则是修复过程中产生的垃圾。在伤口修复的过程中，医生只能在皮肤表面涂上消炎药，所有生肌长肉的修复工作全是身体自己做的。从这个例子来看，很明显身体存在着强大的自愈能力。这种自愈能力不但发生在皮肤上，在其他器官里也必定存在着。

同样的，身体内部的器官也存在着自愈能力。在自愈的过程中，身体也可能出现一段时间的不舒适，同时也会产生垃圾。皮肤上的垃圾掉到地上就算了，体内垃圾的排除，就没那么容易。由于这不是日常应有的垃圾，而是额外产生的垃圾，身体原有的排泄通道，可能因这些新增的垃圾而出现阻塞现象，甚至身体会启用一些平时不用的排泄通道，因而出现了不适的症状。这时大多数人会由于身体的不适而到医院检查，进行验血和验尿，可能会出现异常的结果，而被判定身

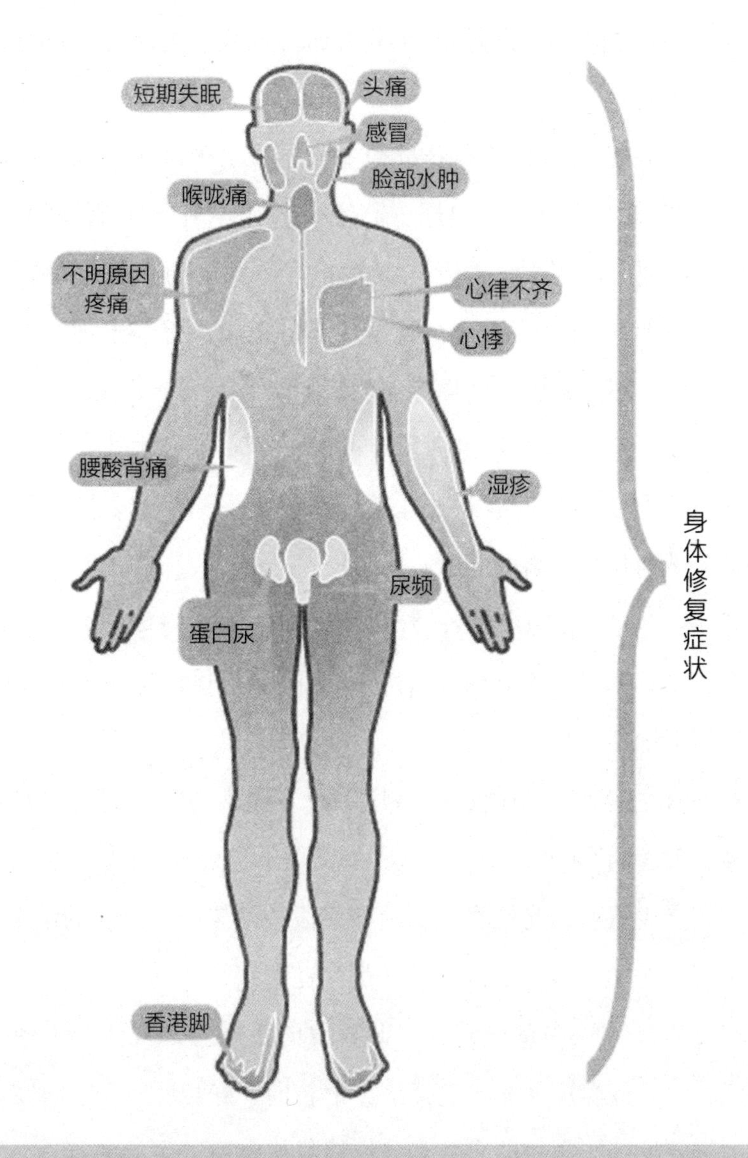

图8　人体在修复过程中，可能会产生一些不舒服的现象；有时候，这些反应或许只是显示身体正在复原，所以不需要马上就判定为生病了

体生病了。那些血液和尿液中异常增加的垃圾，可能有一部分是身体修复时产生的。

在观察自己和朋友的调养过程中，先后出现许多类似打喷嚏的修复症状。例如，感冒、蛋白尿、心悸、心律不齐、短期失眠、尿频、喉咙痛、头痛、不明原因疼痛（经络痛）、脸部水肿、腰酸背痛、湿疹、香港脚等症状。朋友中，也有人在调养过程中，曾经出现短期血液中的脂肪、糖、胆固醇突然大幅增高的现象。

当现有的检查体系把身体所有的不舒服全部归类为疾病时，这些身体修复机制所产生的症状，几乎全部被定义为疾病。这种情形，就需要思考下列几个严肃的问题：

◆ 现代医学到底有多少治疗手段，对抗的是身体的修复机制，而不是真正的疾病？当我们生病时，现代医学提供的是正面的协助，还是负面的干扰甚至破坏？

◆ 身体的修复机制被这些治疗手段干扰甚至终止之后，对身体产生了多少负面的影响？

◆ 有多少重病，是这类不当治疗手段长期累积所造成的结果？

◆ 现代医学可能对疾病的定义都存在着很大的问题。

许多养生方法中都谈到，当调养方向正确时，身体会出现许多不适的症状。并且为这种症状定义了一个名词：“好转反应”或“瞑眩反应”。这些“好转反应”很可能多数是身体修复机制所产生的症状。

管理学里，有两个做事的原则，第一个是“做对的事”，第二个是“把事情做好”。正确的工作方法，必须先选择对的事，再把对的事情做好。

长期以来在医学体系里，似乎大多数人并没有想过选择“做对的事”，多数人只着重于“把事情做好”。许多人花了毕生的心血，也许只是把一件错误的事情做好而已。

中医有一句名言：“治病不治症。”当身体出现不舒服的症状时，医生必须通过辨证的推理手段，从症状入手按着身体运行逻辑的模型，找出真正的疾病根源。治疗的目标是疾病的根源，不仅仅是症状。

医生如果不经过这种推理工作，直接把心力放在如何消除症状，**有时候消除症状的手段，却可能使身体受到更大的伤害**。治疗疾病的根源就是“做对的事”，用错误的手段消除症状，就算真的消除了症状，常常只是把疾病转到身体更深的层次里，这种情形就是“把错误的事情做好”。

以感冒为例，寒气刚进入身体时，先停留在身体的表层，这时喝点发热的食物或药物就能把寒气排出。排寒气时会出现打喷嚏、流鼻水或其他的不舒服症状。如果把这些症状当成疾病，把打喷嚏、流鼻水当成鼻炎来治，用药物直接终止症状，结果身体停止排寒气工作，寒气只好继续留在身体里，时间长了，再往身体更深层的肺里转移，对身体造成更大的伤害。

没有症状并不一定就没有病

图9是一张人体的年龄与血气能量图，初生的婴儿血气最高，随着年龄的增长血气不断下降。在幼年时期多半的孩子都处于阳虚阶段的

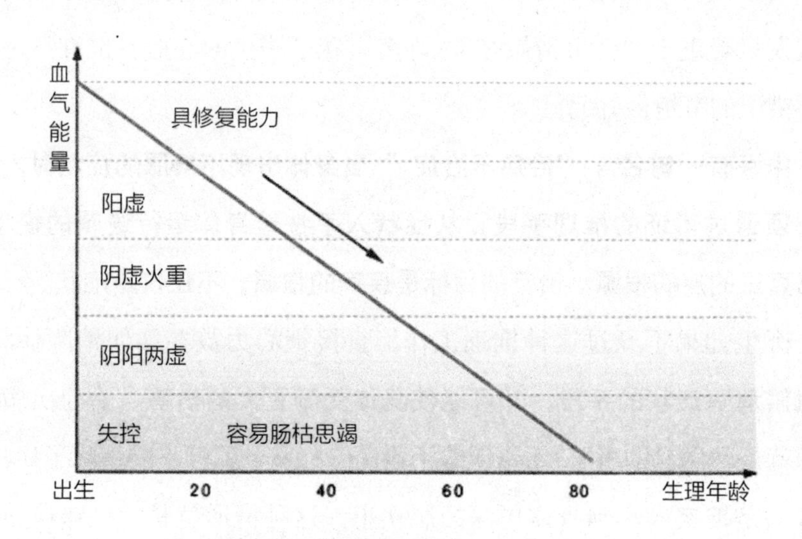

图9　年龄与血气能量图

能量水平，由于身体的能量仍然很高，因此，当疾病侵入时，身体会很快地进行防御和修复，也因此制造了不少症状。

例如，哮喘即是幼儿很容易出现的疾病，出现这种疾病时血气处于阳虚阶段。图10是两种消除症状的方法。哮喘通常在阳虚血气水平比较容易发作。当血气上升超过了阳虚水平，则身体有能力把体内的寒气排净，身体不再排除寒气，即不再出现哮喘的症状。当血气下降至阴虚水平，身体的能量降低，不是很严重的寒气身体不再反应，反应时的力度也减低，这时哮喘的症状也不再出现。

许多医生会告诉孩子的家长，这种症状，长大一点就会好了。其实并不是孩子长大后抵抗力提高了才不生病。而是孩子长大后没有足

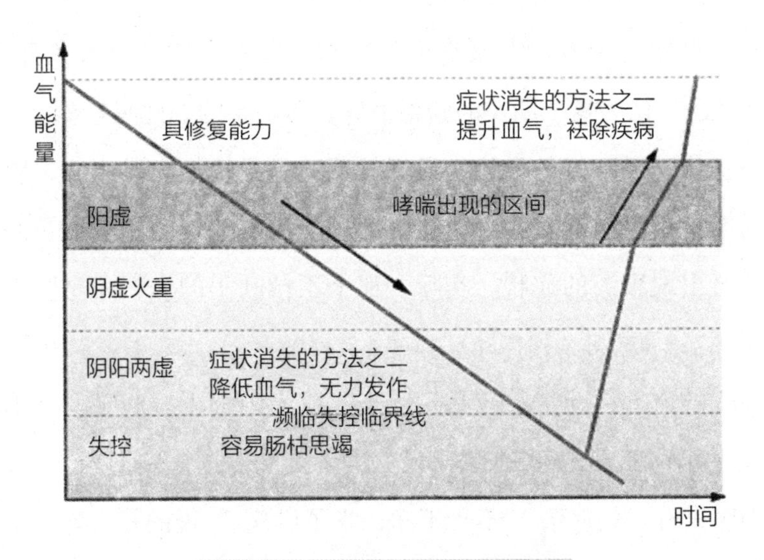

图10　两种消除症状的方法

够的血气，症状就不再出现。症状的出现与否和疾病是否康复，有时并没有直接对等的关系。常常是身体有能力排除寒气，开始排除寒气时，才会出现症状。

许多慢性病都有发作的血气区间，只要血气提升超过了那个血气区间，身体就会开始清除疾病。例如，甲状腺功能亢进常出现于阴虚水平，糖尿病则常出现于阴阳两虚水平。这两种病是血气能量过度透支造成的结果，因此，提升血气，远离其发病的血气区间，就有机会摆脱疾病。

不过也有例外，有些疾病是幼儿时期部分器官发育不全造成的，等年龄稍大发育完全了，就不再发作。例如，患癫痫症的幼儿，长大后脑部发育好了，有可能症状就不再发生。

有一群朋友聚餐，大家都出现腹泻，只有一位一点事儿都没有。传统的概念，认为这个朋友的肠胃最好，事实真的如此吗?

当身体吃了不洁的食物，最好的策略是尽快把它排出去，腹泻是人体的第一道警戒线。如果身体内部环境比那些不洁的食物更脏，那么就不会出现腹泻的症状。实际上那个不拉肚子的人，才是肠胃最差的人。

同样的道理，儿童很容易拉肚子，成人则很少拉肚子。并不是儿童的抵抗力不好，反而是成人早已失去了抵抗力。

中国人有一句谚语：“不干不净，吃了没病。”说的是人吃了不干净的东西，初期会拉肚子，多吃几次就不会再拉了。一般常识判断会认为是“抵抗力经过锻炼，增强了”。实际上是多吃几次不洁的食物，把身体的抵抗力消耗殆尽。失去了抵抗力就不再拉肚子，没有症状看起来好像没病，其实身体已经处于更差的状况。

这些例子说明身体出现了症状不一定就是坏事，没有症状也不一定就是好事，诊断疾病不能单纯从症状来判断。

第二章　血气能量

在《人体使用手册》中，提出了血气能量图的概念，许多读者不断地通过书信问了许多问题。我想用图11更清楚地说明这个概念。

这张图做了一些修正，不过仍然是一种假设性的概念。首先，在图的右边多了一个“气”的示意图，其中气的水平要高到一定的程度，身体才有能力造血。这部分的意思，说明并不是光在造血最好的时段，夜间十一点至凌晨一点睡眠就能造血，还得长期具备充足的睡眠，有了足够的气，身体才有能力造血。

其次，原来的“健康水平”，改为“具修复能力”的水平，在这个水平上，身体只要有问题会立即进行修复，而且能够迅速地完成修复工作。

例如，有一些身体很好的年轻人，从游泳池里上来，一阵风吹过，寒气侵入了，他立即打几个喷嚏，就把寒气排了出去。不会在身体内积存，形成日后的麻烦。这样年轻人的血气能量，就处于“具修复能力”

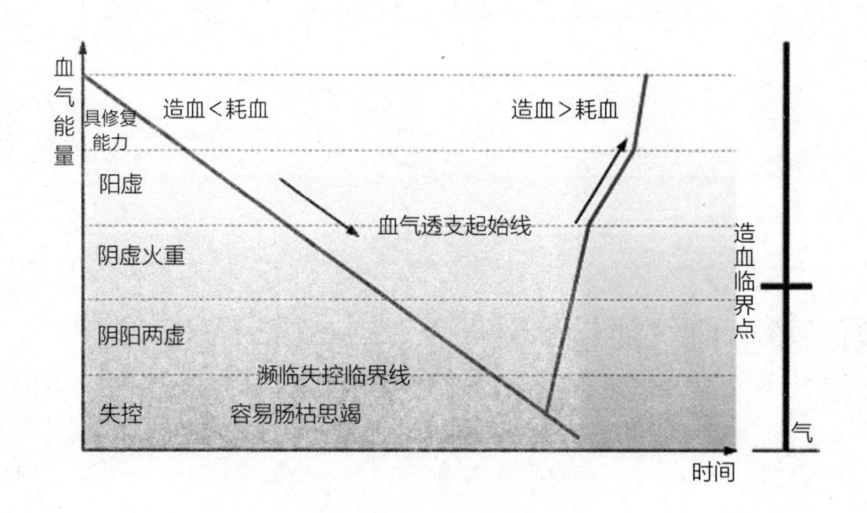

图11　血气能量示意图

的水平。

第三个修正，是把第五个水平“血气枯竭”改成了“失控”，并加注了“容易肠枯思竭”来说明状况，并且把这个水平和前一个“阴阳两虚”水平的中介线，定义为“濒临失控临界线”。过了这条线，身体各个主要器官的运行就进入了失控的状态，各种严重的症状都会出现。

第四个修正，是在“阳虚”和“阴虚”之间的那条线，加注“血气透支起始线”。血气低于那条线，身体即进入长期血气透支的状况。这时身体的修复系统处于节能的状态，面对较不严重的寒气侵袭，或身体内部的垃圾堆积，这些损伤不至于造成太大的威胁，就暂时将之搁置，不予处理，等待日后血气回升再行处理。

也就是大多数经常出现感冒症状的人，只要不是在身体极为虚弱的阶段，都是处于“阳虚”阶段。开始发胖的人，多数已经进入了“阴虚”水平，由于能量的不足，身体把清除垃圾的工作暂时中止了，人才开始发胖。

没有症状的健康恶化

从“血气透支起始线”到“濒临失控临界线”，有一个很大的区间，身体几乎不进行修复工作，也就没有任何不适的疾病症状产生。大多数人在二十几岁，生活开始不正常一段时间之后，就进入这个区间。这个区间会出现许多没有感觉的症状变化。这些症状在现代医学并不称之为疾病，更多的情形被认定为遗传或先天体质。

皮肤、头发和体型是最常见的变化。皮肤的色泽逐渐暗沉，头发变白或脱落，体型开始慢慢变胖。这些变化由于身体没有不适，从来不被当成疾病，却是健康逐渐恶化的警讯。

每一个中老年人，把自己从年轻到现在的照片放在一起，就能看到老化在脸上产生的痕迹。年轻时，脸上的赘肉很少，两颊瘦削，额头在骨头外面就一层皮。到了中年，整个脸很均匀地往外厚了一二厘米，眼睛和眉毛间的距离都改变了，容貌也整个改变了。简单地说，**年纪愈大脸皮愈厚**，不但在行为上是如此，实际的容貌也真的有这种变化，如图12。

有些人不但在脸上有这种变化，连整个头部都发生相同的变化。我们可以看到许多中年人，长得肥头肥脑，却很少在年轻人身上看到

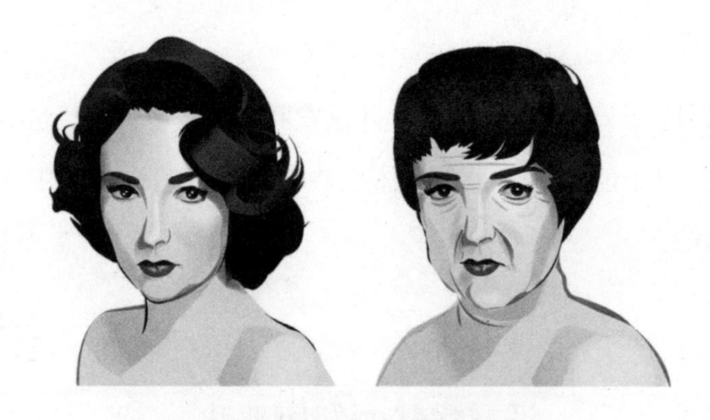

图12　年纪愈大脸皮愈厚

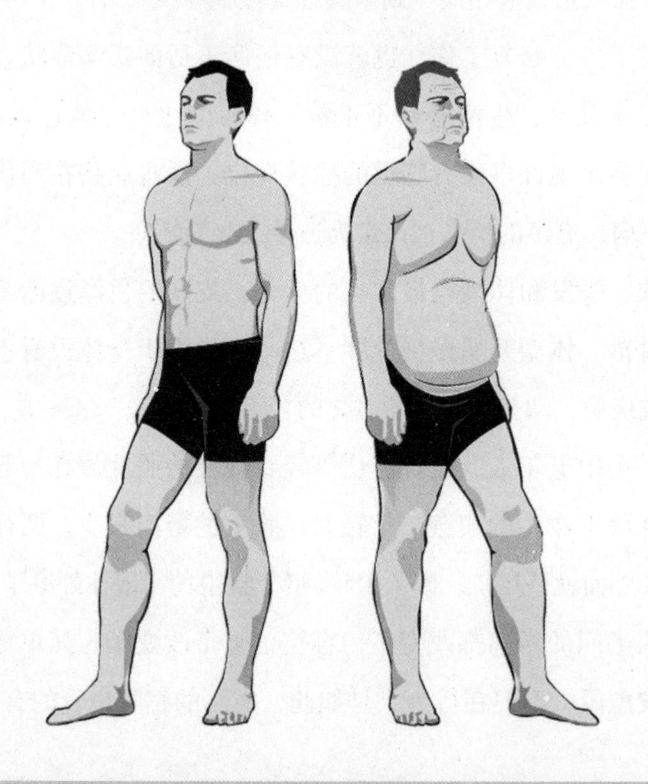

图13　大多数人到了中年，全身就均匀地胖了一圈。这些胖出来的部位，无论在脸上还是身上，都是垃圾堆积下来的结果

这种长相。除了脸上有这种变化，全身也有相同的变化。大多数人到了中年，全身就均匀地胖了一圈。这些胖出来的部位，无论在脸上还是身上，都是垃圾堆积下来的结果，如图13。

血液是能量和物质的载体

“血气”是中医用来说明人体能量的名词，是由“血”和“气”合起来的。“血”就是血液，非常具体。“血”加上了“气”成了“血气”，就变成很玄的东西了。“气”在中医里有很多不同的解释，用来说明体液的有“荣气”和“卫气”。用来说明各个脏腑状况的也用“气”,如“胃气”“肾气”等。

“血气”有多种不同的概念，首先，血液是身体各种能量和物质的载体，其上所承载的能量统称为“气”。这些能量有很多种不同的形式，例如各种营养，包括糖分、矿物质、蛋白质等。早上醒过来精神很好，工作了半天，到了中午就感觉累了，这时的身体和早晨醒来相比，少掉的就是气。这是大家最容易理解的一种说法。从人体是身、心、灵一体的概念来看“血气”,则可以说“血”就是血液,是身体的能量,“气”则是灵魂的能量。修炼气功时的“罡气”，即灵魂的能量。

“血液是身体各种能量和物质的载体”，是中医和西医差异最大的概念之一。在西医里有一种病称为“缺铁性贫血”，医生认为缺乏铁质是贫血的原因。因此，让患者服用铁剂，期望增加了铁剂就能改善贫血，但是大多数的效果并不明显。

从“血液是身体各种能量和物质的载体”的概念来看，当身体的血液总量很少时，血液所能承载的铁质必定也很少，因而造成身体的铁质比例偏低。也就是缺乏铁剂是贫血的结果，要增加铁剂，必须先改善贫血，增加血液。中医概念的铁剂和贫血的因果关系，正好和西医的概念完全相反。

依照中医的概念，必须从生活作息和营养的吸收两个方面进行改善，也就是一式三招里的早睡和敲胆经，使身体整体的造血能力提升。血液总量提升了，铁也就不缺了。没有充足的血液，吃了再多的铁剂也留不住。同样的，缺钙的人如果不从生活作息和营养吸收两个方面改善做起，吃了再多的钙也不一定留得住。血液总量都够，各种物质也就不缺了。修炼气功的人，“罡气”也要血液来承载，如果没有充足的血液，就算炼出了再多的“罡气”，身体没有足够的血液也留不住，就很难有成就了。

生物体内的物质转换

小时候，家里养了几只鸡，第一次看到小鸡从鸡蛋中破壳而出时，我大吃一惊。每天看着妈妈煎蛋，知道蛋壳里只有蛋白和蛋黄，怎么母鸡孵了几个星期之后，蛋壳里就跑出小鸡来了。下一次母鸡再孵蛋时，妈妈常常要提起母鸡检查蛋的状况，每一次我都赶紧跑去看，仔细地观察母鸡和鸡蛋，确定母鸡没有放任何东西到鸡蛋里。那时我就明白，小鸡身上的所有骨、肉、羽毛、器官都是从原来的蛋白和蛋黄变出来的，原来生物体内的物质是会转换的，真是太神奇了。

当人体受伤断骨时，骨头周围会出现淤血，淤血会围绕在断骨的周围。这时人体会分泌某种物质，就地把那些淤血转化成骨细胞，使断骨的部位康复之后比原来还要粗。断骨过程中的血和骨的转换，说明人体内也有物质转换的现象。那么骨质疏松，所需要补充的应该不只有骨头的主要成分“钙”，应该补血才是正确的方向。血液总量够了，就有充分的血液可以转化成骨头，骨质就不会疏松了。

血液就像鸡蛋一样，可以变换成身体所需要的物质。血液把身体各个脏腑、器官、组织所需要的各种物质运送到应该去的地方。血液也把身体各个脏腑、器官、组织所产生的垃圾运送到垃圾处理的器官，再排出体外。

因此，血液总量不足，会造成许多问题。例如，有些人敲了胆经，就出现淤血。身体很容易淤血，说明他的微血管组织硬而脆，一敲就破了。也就是说明他没有多余的血液可以更换老化的血管组织，使其超龄使用，血管就变成了硬而脆。

身体的皮肤愈来愈暗沉，也是血液总量不足，没有充足的养分和水分供应到皮肤组织，皮肤组织多数呈现超龄使用的状态。严重时皮下组织的垃圾，由于没有充足血液的运送，只能长期堆积在皮下，最终从皮肤表层排出，就形成了斑点。

这些问题不痛不痒，而且缓慢地变化，不容易被发现，现代医学把这些变化全部归类为老化。老化的趋势和血气下降的趋势是一致的，人体的血气最高是在出生时，随着年龄增长逐渐下降。不过每一个人的生活作息和性格脾气的不同，会导致不同的老化速度。

老化速度和回春

常听到许多朋友说：很怕将来活得太久，拖着老态龙钟的身体度过几十年的岁月。这样的想法是建立在一种假设上，假设大家在年轻时的老化速度都一样，到了五六十岁，就老得不像样，健康已经很差了。用这种经常出状况的身体拖拉几十年，长寿实在是个灾难。图14是这种概念的老化趋势，横坐标是实际年龄，纵坐标是生理年龄，并且假设最高是一百岁。假设所有的人在四十五岁之前的老化速度是一样的，有些人按着线1发展，五十岁就过世了。有些人的寿命拖长一点，按着

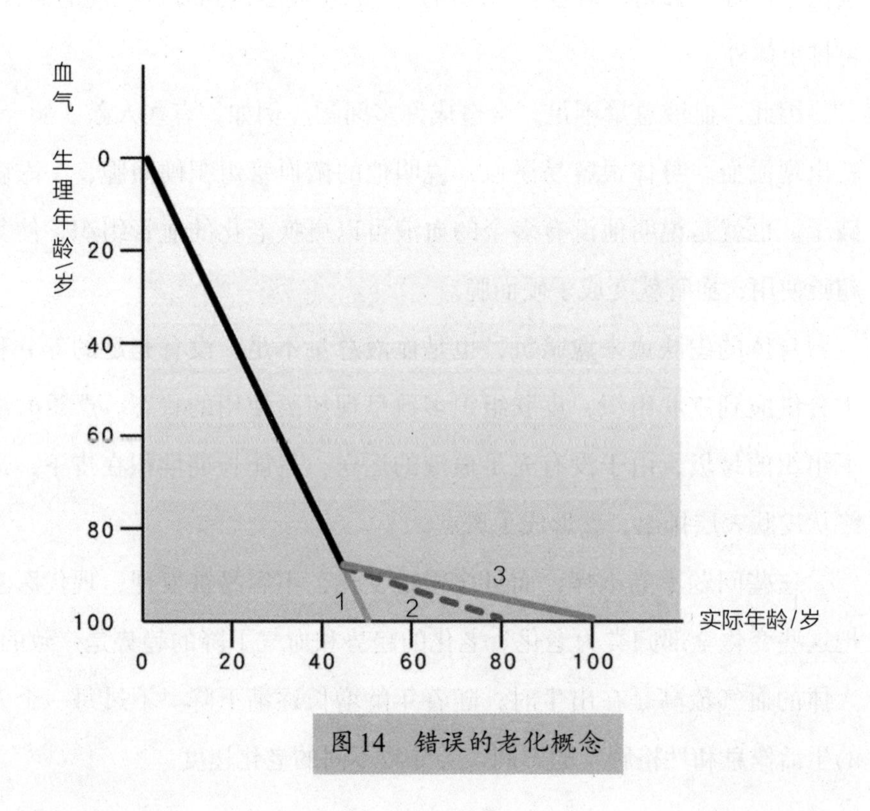

图14　错误的老化概念

线2发展，活到八十岁，有些人则按着线3发展，拖得更久一点，苟延残喘到一百岁。如果真是这种发展趋势，我相信大家会认为五十岁就够了，这样是最轻松而且愉快的生命。

但是实际的老化情形并不是这样，图15的三条线是另一种老化趋势概念。线1代表寿命五十岁的人，平均老化速度很快。线2代表寿命八十岁的人。线3代表寿命一百岁的人。

在我们日常生活中，观察周围的朋友，就可以发现大家相同的年龄，老化的程度是不同的，年龄愈大，这种差异也愈大。

经常有工作上日夜颠倒的朋友来找我，其中有一个在KTV长期工

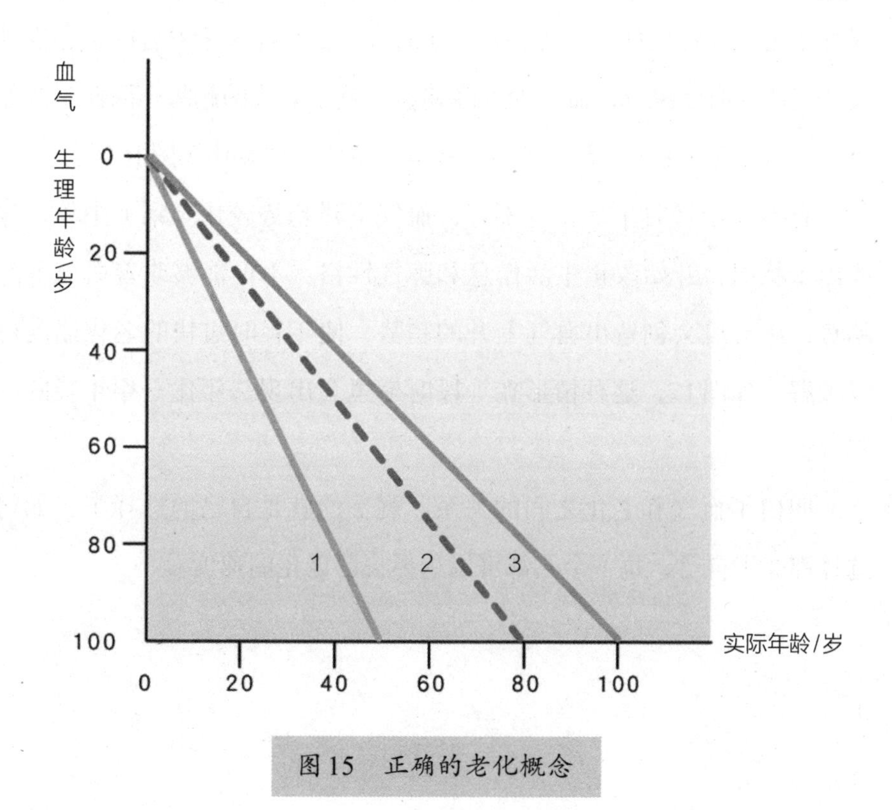

图15　正确的老化概念

作的朋友，才三十五岁，身上的疾病几乎都是老年人才有的，包括糖尿病、高血压、尿毒症、癌症等。他从事日夜颠倒的工作持续了十五年，对于他的健康来说这似乎是最大的极限了。另外一位女性朋友在工厂上班，也是持续了十年的夜班生活，身体出了许多状况，月经在三十多岁就停止了。他们的老化速度可能比线1的趋势还快。

青春常驻是大多数人的梦想。比较五十岁寿命和百岁寿命两种老化趋势，五十岁寿命的人，他最宝贵的青春岁月是从二十岁到四十岁之间的这二十年。可是当他到了四十岁时，他的生理状况已经和百岁寿命者八十岁时一样了。他的这二十年岁月相当于百岁者从二十岁到八十岁的岁月变化。也就是百岁寿命的人，他的青春岁月比五十岁者的青春岁月长了三倍。前面说过，血气的下降趋势，就是老化的趋势。因此，调养血气，减缓身体血气下降的速度，就是青春常驻的秘诀（图16）。

有些人年轻时生活作息不好，血气下降趋势较快。到了中年，身体出了状况，开始改正生活作息和脾气性格。不但能够改善血气下降趋势，还有机会创造出血气上升的趋势，使年轻时过快的老化速度得以缓解。如图17，这种情形在一段时期里会出现一年比一年年轻的回春现象。

明白了血气和老化之间的关系，剩下的就是自己的选择了，如何选择都在于自己，每一个人都可以选择自己老化的速度。

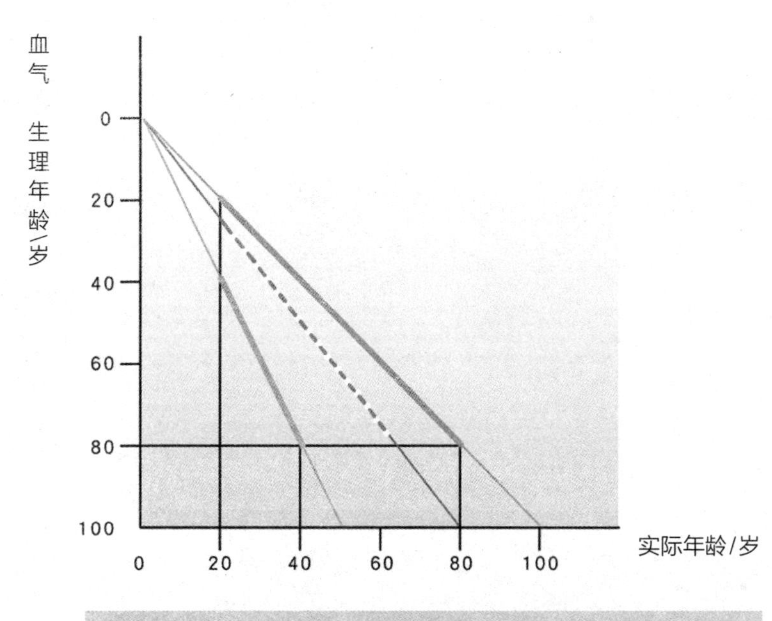

图16　百岁寿命者的青春岁月是五十岁寿命者的三倍

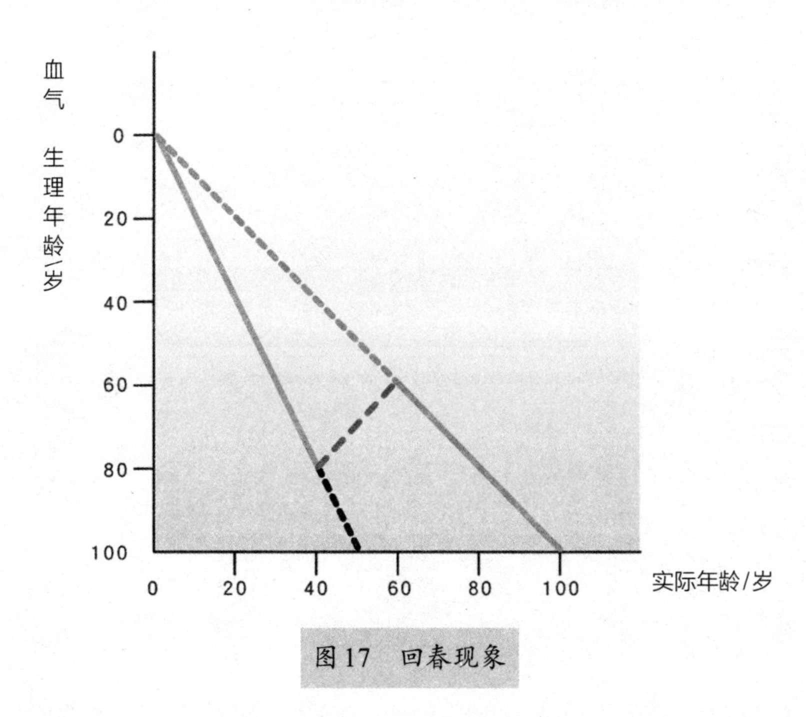

图17　回春现象

第三篇

养生之道

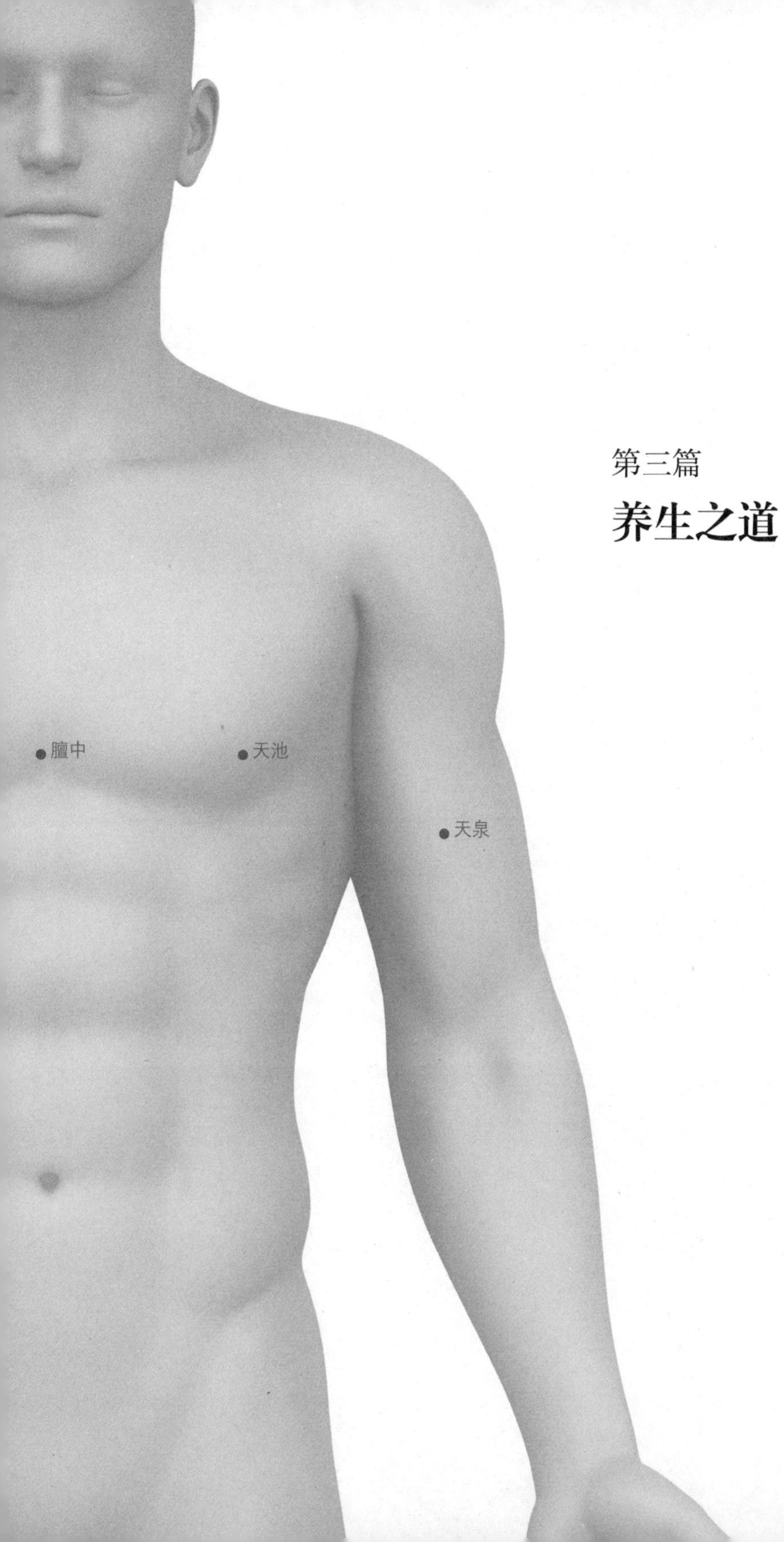

中国人是全世界最懂得养生理论的，也是全世界最不遵循养生理论的。有调查说香港、台北是世界上睡眠最晚的两个城市，上海、北京、广州也快要跟上港台的脚步。在中国人的社会里，似乎“不夜城”成了繁荣和社会进步的标志。从养生的观点看，中国人可以说是“光说不练”的典范。

除了晚睡之外，争名夺利造成的压力，更是中国人长期以来健康的大敌。这个大敌也不是起始于今日，早在十六世纪明朝的吴承恩，在《西游记》里就有一首诗：

> 争名夺利几时休？早起迟眠不自由！
> 骑着驴骡思骏马，官居宰相望王侯。
> 只愁衣食耽劳碌，何怕阎君就取勾？
> 继子荫孙图富贵，更无一个肯回头！

这首诗虽然谈的是十六世纪的中国人，可是放在今天，仍然能够适用在大部分的中国人身上。几百年来，时代不断进步，生活形态不断改变，可是中国人的想法始终都没有变。中国人是一个充满矛盾的

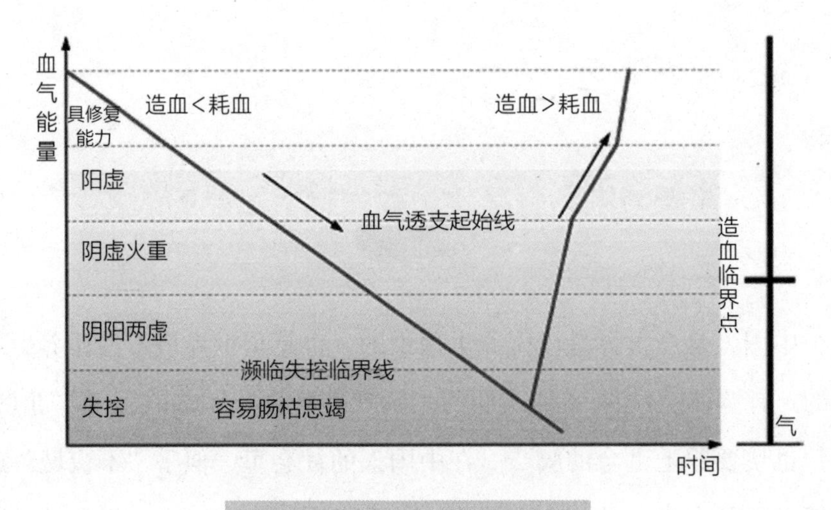

图 18　人体的五个能量水平

民族，既聪明又愚蠢。道理大家都懂，不过都是拿来教训别人用的。

在《人体使用手册》里，我用一个人体的血气趋势图，阐述了人体血气变化的趋势，说明了人体的五个不同的血气水平，这个图是养生最重要的概念之一。

如图 18，左边的一条下降斜线，说明的是血气下降趋势，由于每天造血的量低于每天消耗血液的量，使得身体的血液总量日益减少。**血气的高低和血液总量成正比，因此，血气低落的最主要原因就是血液总量不断地下降**。相对的，在图中右边的一条上升的斜线，则说明血气上升趋势，只要每天造血的量大于血液消耗的量，血气就会不断上升。

身体的血气能量很像企业的财务。每天的造血量，就像企业每天的营收。每天的耗血量，就像企业每天的成本。只要每天的营收大于成本，企业每天有盈余，假以时日，自然就有发展。相反如果每天的营收都比成本少，处在亏损的状态，再多的资金也会慢慢赔光的。**同样的道理，只要每天的造血量大于耗血量，血液总量就能维持不断上升，只要血液总量不断增加，血气就会不断升高**。

大多数现代人，违反了自然的作息时间，加上错用了药物，使得造血能力低下，每天的造血量少于耗血量，血液总量不断减少，血气就不断下降。

因此，养生的概念就很简单了，只要把血液总量下降的趋势调整为上升的趋势，血气就能不断地提升。有了足够的血气，身体就会开始修复下降趋势中所积存的问题。

在血气能量图中，左边下降的斜线比较斜，右边上升的斜线比较陡。主要在表达正常的情形下，血气的下降是比血气的上升来得慢。就像我们使用的手机，充电两小时，可以使用两三天。这是人造的机器，都能具有这么好的性能。人体必定比人造的设备更好。

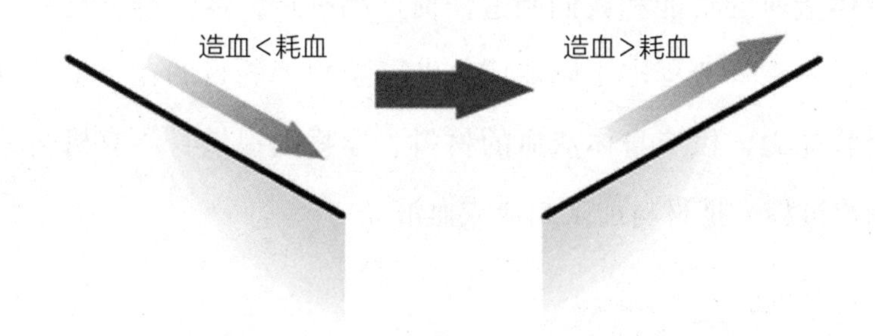

图19　养生之道，只是把血气趋势从下降逆转为上升

正常的情形，一个完全不注意保养的人，身体大概可以使用四十年以上，在这四十年里，不太容易出现太大的问题，血气的下降数以十年计。如果懂得养生的方法，血气的上升数是以月计的。一个阴虚水平的年轻人，如果懂得保养，有机会在几个月至一两年间达到阳虚水平的上限或进入具修复能力的健康水平。年纪愈大，需要调养时间愈长。

经常有朋友问我，需要多少时间才能达到具修复能力的健康水平？其实只要血气一天比一天高，身体一天比一天好，进入上升的血气趋势，就有足够的时间使身体处于最佳的状态。**老化是每一个人不可避免又要面对的问题，养生的重点不在使人长生不老，而在于使人老得慢些，并且少些疾病，保有最佳的生命质量。**

在《人体使用手册》中，我提出了一式三招和两个重要的观念。一式三招是敲胆经、早睡早起、按摩心包经；两个重要的观念则是不生气和保持肠胃的洁净。经过这几年的学习，以及和读者的互动，对于这几项内容在此我做一些修正和补充：

身体造血的功能和我们制造任何产品一样，需要准备材料，再把材料经过一系列流程加工制造成血液。敲胆经的目的在于提升身体营养的吸收能力，供应身体造血的材料。早睡则提供身体有机会完成必要的制造过程，把材料加工制造成血液。

第一章　停止创造新的疾病

有一年夏天，办公室里一个年轻的女同事每天上午都不停地打喷嚏。

我问她："晚上是不是开着冷气，穿短裤睡觉？"

她说："你怎么知道？"

我说："看你天天上午打喷嚏特别严重，猜出来的。"

我建议她晚上睡觉时改穿长裤试试。

第二天开始，她打喷嚏少了很多。

这个同事很年轻血气也不差，每天上午喷嚏打得特别严重，到了下午时就好多了。打喷嚏是排泄寒气，根据经验，应该是她生活中有某些习惯造成寒气经常侵入身体，最大的可能性是夜间睡觉时进入的。

特别是在台湾炎热的夏天，大家都开着冷气睡觉。如果睡觉时穿着短裤，那么**寒气会从大腿的胆经和胃经侵入身体**。年轻人血气较高，第二天早上就开始把前一晚进入的寒气排出去。因此，一到夏天身体

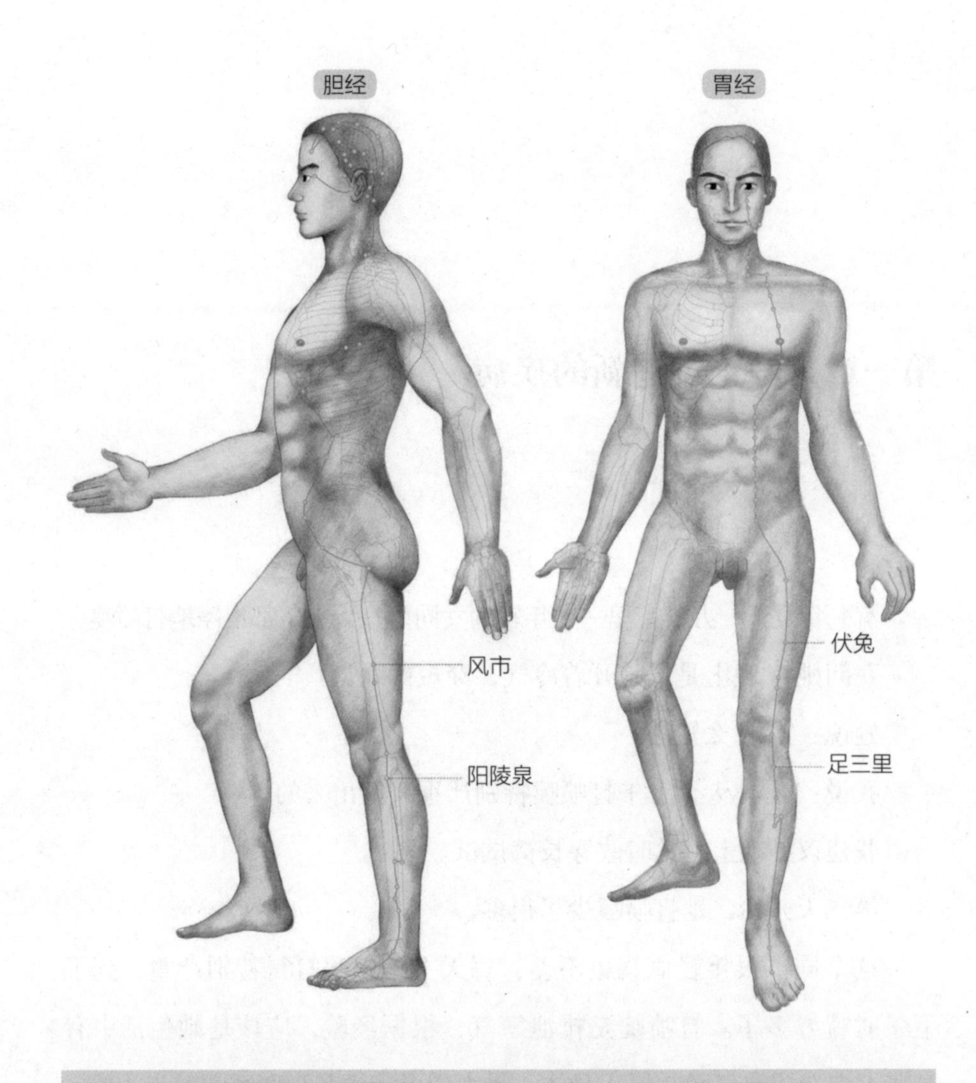

图20　寒气会从大腿的胆经和胃经侵入身体；为了不让寒气入侵，晚上吹冷气睡觉时，一定要穿长裤，避免大腿受寒

每天都上演相同的戏码，于是就成了过敏性鼻炎。改穿长裤之后，大腿不再有寒气侵入，早上就不再打喷嚏了。

有一次，在深圳的一个演讲会上，我说了这个例子。第二天在一个签书会中，来了一位读者，他说他太太前一天听了我的演讲，回家告诉他这个例子。他是个过敏性鼻炎患者，当天晚上就试着穿长裤睡觉，第二天早上果然打喷嚏的问题大为改善。因此，特地跑到签书会上向大家见证。

还有一个母亲，孩子每天打喷嚏，看了我网上介绍的这个方法，就试着让孩子穿长裤睡觉，果然灵验。开始时，她还半信半疑，反复试了几次，果然不穿长裤，第二天就打喷嚏，穿了就没事，百试不爽。

许多慢性病，患者可能在生活上有一些小问题，每天不断创造新的病因。今天创造的病因，明天形成了新的疾病，没完没了，却怪医生无能，不能断根。再高明的医生也只能治昨天的病，不能医治明天的病；原来是自己不断创造新的疾病，难怪无论如何都祛不了病。**如果明白了这个道理，有时候治病不一定需要用药，只要改正了生活中的小错误就可以了。**

每个人出生时都有一个全新的身体，用了几十年后，由于我们的生活习惯、脾气性格，身体出现了某种慢性病。如果我们不找出生活中不断创造疾病的原因，改正生活习惯、脾气性格，就算现在把病治好了，过一段时间同样的疾病还是会再回来。

例如，过敏性鼻炎的人，在生活中经常有寒气侵入的机会；胃或十二指肠溃疡的人，通常都有要求完美的性格，思虑又多，不愉快的经验会记得很久，而且经常回味，使自己经常处于压力下或经常生着闷气，这些压力或闷气不断地制造溃疡的病因；患痛风的人，长时间过着不良作息的生活，身体经常处于肝热的状态，血液中尿酸一直偏高，小便经常都是深黄色的，这些问题不断地创造痛风的病因。**不停止创造这些疾病的病因，再好的医生也没有能力使他们痊愈。**

一个朋友，在医院里查出肝里长了血管瘤，问我该怎么办？从中医的概念来说，这种血管瘤来自于过去的大怒。大怒造成肝内部出血，这些血出不去，就在肝里形成血管瘤。这种瘤短时间不会对身体造成伤害，等到年纪大了，血气近于枯竭时，才会形成其他的疾病。

中医有句话“怒伤肝”。肝火较盛的人比较容易发脾气，发了脾气，肝就受损，肝火更盛，人更容易发怒，发怒会形成习惯，而且会形成恶性循环。脾气随着肝里血管瘤的增加而愈来愈坏，愈来愈容易发怒。

因此，当检查出肝里有了血管瘤时，人们先想到的是怎么样把这些血管瘤去除。实际上这些血管瘤对身体并没有短期的危害，身体把去除血管瘤的工作，按优先级排在不太重要的位置，必须等到其他更重要的问题都清理好了，最后才会来处理。因此，正确的做法是调整自己的脾气，尽量避免再出现大怒现象，长出更多的血管瘤。接着调整血气，等血气够高时，身体自会将已经形成的血管瘤清除。

第二章　敲胆经

身体受寒时，会在皮下堆积一些垃圾。当我们感觉到寒意时，大多数情形会加一件上衣，很少人会想到加件裤子。可是大腿上有很大的面积，很容易因受寒而造成垃圾的堆积。通常女士们穿了牛仔裤时，大腿外部的肉特别多，朝两侧鼓起来，这种情形多半是胆经塞住了。**敲胆经除了刺激胆汁的分泌之外，更重要的是把堆积在胆经部位的寒气垃圾敲散再排出。**通常敲了一段时间裤子会变得略为宽松，这就是寒气垃圾排出，大腿变瘦了。

有些朋友敲了胆经，会造成睡眠障碍，晚上不容易入睡。这种情形是肝胆内原来就有较多的浊气，这些浊气是情绪变化留下来的，敲了胆经之后浊气串开了。此时就需要暂时停止敲胆经，多按摩背后的膀胱经，疏通身体的垃圾出口，让体内垃圾能加快排出。如果睡眠恢复正常，就继续敲胆经。一位读者遇到这个问题，在网上和我进行问答，说明了这个方法的成效。

2007.12.14 Josie问：

调养七个月以来，仅前两个多月与以前晚睡时一样能很快入睡，之后数月有一半的日子总躺二至四小时才睡着，按肺经、热水泡脚都不见效，晚上并没花脑筋，午餐后也仅午睡约三十分钟。请问难入睡除肺热外，还有哪些原因，要如何克服？

2007.12.14 吴清忠答：

当出现难以入睡的状况时，可能是原存于肝胆的浊气正在往外排，这时可以暂时停止敲胆经，等睡眠恢复正常后再继续敲。同时可以多按摩后背的膀胱经（图21），疏通身体的垃圾出口，让体内垃圾加快排出。

2007.01.03 Josie说：

哇！您真神！

经您指导，开始敲膀胱经后已长达十多天，半小时内就睡着了（仍每天继续敲胆经）。之前长达五个月与难入睡奋战的日子里，试过按肺经，热水泡脚，睡前喝热牛奶，晚餐后吃柏子仁粉，意念按摩膻中穴，都没用。常从九点多（有时八点多）躺到半夜快两点才睡着，真惨！原来“笨蛋，问题在膀胱经”。我由背部往臀部敲，手敲不到的背部用现成长柄塑料汤勺敲，左右各七个点各敲十下，重复至少七次，刚开始几天，三餐前都敲，现在只在晚餐前敲也会有效。

除此之外，女士们在月经期间或怀孕期间，都不宜敲胆经。有些人血气较低，微血管较为硬脆，敲胆经时有可能会出现淤血，这时应该暂停敲胆经，等淤血消失之后再继续。因此，血小板不足的人，也不适合敲胆经，以免出现微血管破裂而无法止血。另外，曾经做过器

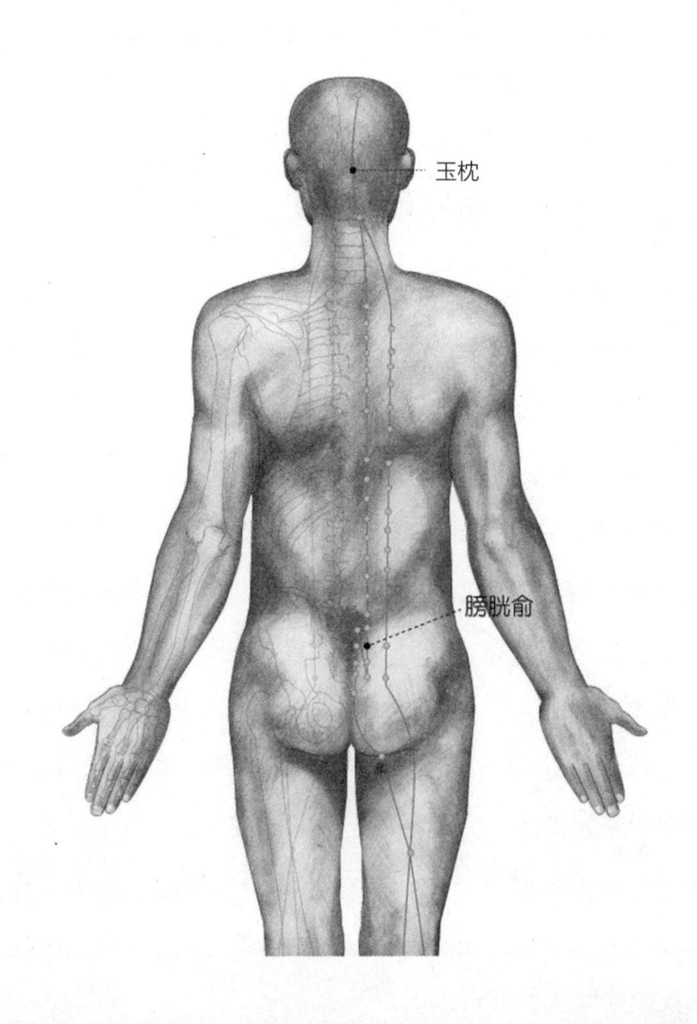

图21　为了缓解敲胆经造成的失眠，要进行膀胱经按摩。按摩可以从颈后的玉枕穴开始，往下按到膀胱俞穴就可以。膀胱经是身体各条经络的大排水沟，在脊柱左右两侧各有两条，整个后背除了中线的督脉之外，几乎整片都是膀胱经

官移植的人，在血气提升的过程中可能会出现较严重的排斥反应，也不适合用本书里的方法来养生。

如何帮婴幼儿敲胆经

面对家里的儿童，敲打胆经的方法，一方面会引起孩子的反弹，另一方面也可能打伤孩子。最好采用推的方式,可以让孩子趴在大腿上，用手掌的边缘顺着胆经的方向由上往下推，每天在左右大腿各推二十次（图22）；也可以让孩子侧躺在床上，用手掌边缘推（图23）。在推孩子的胆经时，一方面要让孩子明白推胆经的目的，另一方面要注意孩子的表情。通常胆经不通时，推到大腿中段的风市穴会特别痛，孩子有可能会皱眉或喊痛，这时要把力度放轻，不需要让孩子忍受疼痛。这种按摩要长期进行，不必急于一两天就解决问题，只要多推几天，胆经慢慢通了，这种痛感自然会慢慢减轻。如果太急，用力较大，使孩子视推胆经为畏途，反而不利于长期的按摩。

对于更小的婴幼儿，由于经络很浅，手脚也很细小，推拿时很容易让孩子受伤。因此，推拿时只需要轻轻地在经络表面的皮肤上推，力度比抚摸略微大些就可以。

这种方法对胃口不好的孩子会有很好的改善效果。孩子的胃口不好，主要是吃进去的食物消化效率太差，使得胃肠经常处于胀气的状态，因而没有食欲。推了胆经之后，消化效率提升，孩子的胃肠不再胀气，饥饿感很快产生，食欲就改善了。

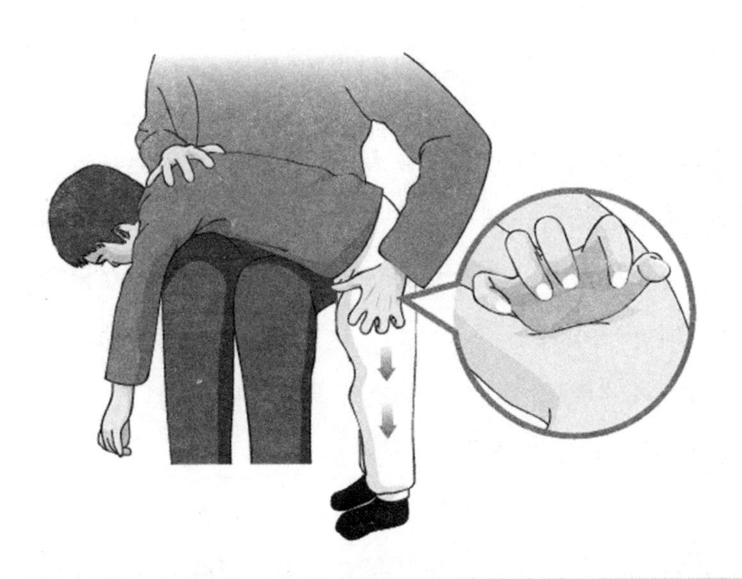

图22　帮助家中幼儿敲打胆经，为了避免引起孩子的反弹和打伤孩子，最好让孩子趴在大腿上，以手掌的边缘，顺着胆经的方向由上往下推

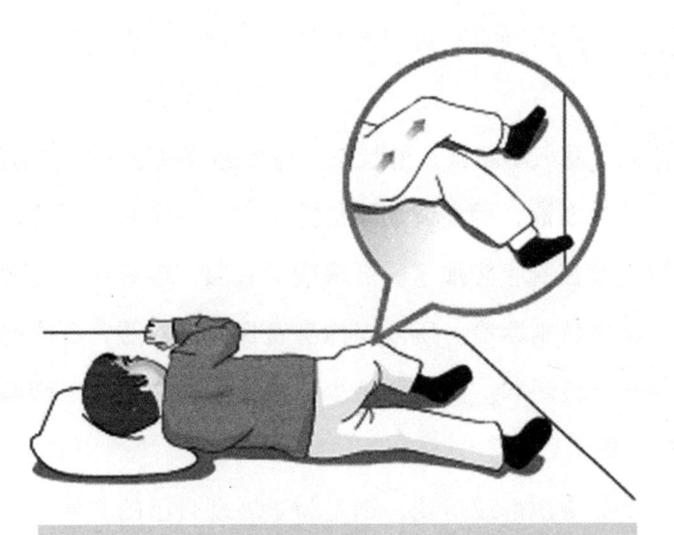

图23　也可以让孩子躺在床上，用手掌边缘推

女性穿衣习惯对胆经的影响

现代年轻女性流行穿短裙，夏天虽然气温很高，但是进入某些室内空调温度很低的场所，则很容易受寒，例如地铁站、办公室、百货商店和各种游乐场所等。在台北的冬天也常常看到年轻女孩穿着短裙或短裤，这时寒气很容易侵入大腿，这些寒气除了会在胆经、胃经、膀胱经造成垃圾的堆积之外，还会造成营养吸收的障碍，或直接造成寒气相关的疾病，过敏性鼻炎即是其一。

在一次演讲会上，一个女性朋友问我，为什么她的手脚都是冰冷的？当天是台北的十二月，正好有寒流来袭，气温大约只有12℃。她的穿着十分淑女，虽然天冷还是穿着裙子，上身穿得也不多。从外表看，她的脸色暗沉，显示长期积累下来的寒气相当重。每个人都有自己穿衣服的习惯，她是一个很爱美的女性，不喜欢把自己穿得臃臃肿肿的。因此，天冷时总是穿到自己可以忍受的略冷状态，也就是比实际的需要少一两件的状态。

当身体处于寒气不断侵入的状态，身体必须采取适当的防卫措施，就把可以调动的血液，尽量调动到最需要保暖的胸腹腔附近。这时候就像身体用血液在胸腹腔加了一层保暖的衣服。手脚被分配的血液相对不够了，当然特别冰冷。所以当你穿着保暖的衣服，身体的血液均匀分配，手脚就会暖和。而穿着较少，身体的血液集中于胸腹腔，手脚缺血，就冰冷了。

女性冬天穿着短裤或短裙，都是为了展现自己的美丽，避免自己显得臃肿。殊不知这样的穿着，很快会在身体的表层多出一层厚厚的寒气垃圾。几年之后，就算脱了衣服也不苗条了。

因此，胆经的保养，除了敲胆经之外，更重要的是平时不要把垃圾往胆经上堆，也就是在穿着上要避免胆经受寒，才是上上之策。

在冬天，许多人喜欢穿得略少一点，用意志力克服一点寒意，展现出精神抖擞的样子。意志力可以克服寒意，但是无法改变寒气入侵的物理现象。**冬天穿衣服多少有一个上下限，上限是穿到不热，下限是穿到不冷，最好能穿到不冷。**在夏天，建议出门时多带一件衣服，进了空调较冷的地方，立即加件衣服。

女性们注意防护寒气，不但能避免身上赘肉的产生，也能更长久地保持青春的容貌和体态。

胆囊已经割除了，还要不要敲胆经

经常有人提出这个问题。首先，从中医的概念，每一个脏腑是一个系统，包括脏腑的器官、经络和穴位。因此，割除了胆囊，胆经还在，胆的系统仍然存在。**胆汁是肝所分泌的，胆囊是调节分泌量的器官，胆囊割除之后，胆汁通过胆管直接引入小肠。**

另外，身体的经络是一条一条首尾相连的，如果其中一条不通，会影响其他的经络，使其他的经络也慢慢变差。**胆囊割除的人显然胆经本来就不通了，更需要敲胆经，以免其他的经络也跟着变差。**

在中医的理论中，脏腑是按着“子午流注”顺序运行的。经络也是按着“子午流注”的顺序一条一条衔接着。通常在中医经络的书中，

左右侧	五行	经络	起始		终于		方向	附注
左	金	肺经	左胸	中府穴	左手	少商穴	从胸到手	
左转右		大肠经	左手	商阳穴	头(右)	迎香穴	从手到头	从左侧转向右侧
右	土	胃经	头(右)	承泣穴	右脚	厉兑穴	从头到脚	
		脾经	右脚	隐白穴	右胸	大包穴	从脚到胸	
	火	心经	右胸	极泉穴	右手	少冲穴	从胸到手	
		小肠经	右手	少泽穴	头(右)	听宫穴	从手到头	
	水	膀胱经	头(右)	睛明穴	右脚	至阴穴	从头到脚	
		肾经	右脚	涌泉穴	右胸	俞府穴	从脚到胸	
		心包经	右胸	天池穴	右手	中冲穴	从胸到手	
		三焦经	右手	关冲穴	头(右)	丝竹空穴	从手到头	
	木	胆经	头(右)	瞳子髎穴	右脚	足窍阴穴	从头到脚	
		肝经	右脚	大敦穴	右胸	期门穴	从脚到胸	
	金	肺经	右胸	中府穴	右手	少商穴	从胸到手	
右转左		大肠经	右手	商阳穴	头(左)	迎香穴	从手到头	从右侧转向左侧
左	土	胃经	头(左)	承泣穴	左脚	厉兑穴	从头到脚	
		脾经	左脚	隐白穴	左胸	大包穴	从脚到胸	
	火	心经	左胸	极泉穴	左手	少冲穴	从胸到手	
		小肠经	左手	少泽穴	头(左)	听宫穴	从手到头	
	水	膀胱经	头(左)	睛明穴	左脚	至阴穴	从头到脚	
		肾经	左脚	涌泉穴	左胸	俞府穴	从脚到胸	
		心包经	左胸	天池穴	左手	中冲穴	从胸到手	
		三焦经	左手	关冲穴	头(左)	丝竹空穴	从手到头	
	木	胆经	头(左)	瞳子髎穴	左脚	足窍阴穴	从头到脚	
		肝经	左脚	大敦穴	左胸	期门穴	从脚到胸	
	金	肺经	左胸	中府穴	左手	少商穴	从胸到手	
左转右		大肠经	左手	商阳穴	头(右)	迎香穴	从手到头	从左侧转向右侧

图24 经络走向表

都把肺经排在第一个，各个脏腑的经络都是左右对称的，假设从左边的肺经开始，肺经起始于胸部左侧的中府穴，终于左手大拇指的少商穴。肺经的走向是从胸到手。接着是大肠经……经络的走向如图24。

经络一条一条依序循行，大肠经的走向，从左边起始，通过人中附近，直接转向右侧的口禾髎穴，再终于右侧的迎香穴。接到右侧的胃经，开始右侧的循环。同样的在右侧循环走到大肠经人中附近时，再转回左侧迎香穴，接到左侧的胃经继续左侧的循环。

两侧各十二条经络连成一个阿拉伯数字“8”的形式，交叉点是大肠经（图25）。这种所有经络连成一条线循环不断的特质，如果其中有一条经络不通畅，其他的经络也会慢慢地受到影响。这样的概念与中医理论中，所有脏腑是平衡的概念是一致的。

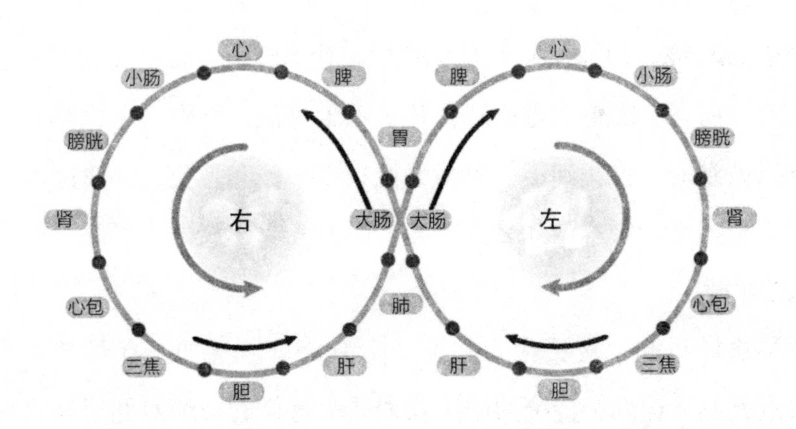

图25　经络的顺序按着子午流注的顺序，一条一条循行。在大肠经的脸部左右交叉，使左右经络连成一个阿拉伯数字的“8”字形，不断地循环

第三章 早睡自然醒

“早睡早起”是我在《人体使用手册》的建议，在实践中，发现“早睡自然醒”可能对健康更为合适。虽然在《黄帝内经》里提过，春夏两季可以晚睡早起，秋冬两季则就应该早睡晚起。古代的早睡，指的是初更，晚睡是二更。古时候的初更是现代的晚上七点，二更则是九点。对现代人而言，晚上七点就睡，几乎不太可能，九点上床也是大多数人难以做到的。古代到了三更，大概只有小偷和打更的还没睡，可是现代不到三更，根本没什么人上床。因此，我建议的十点睡，就算现代人的早睡了。

早晨的早起，对现代人并不一定有好处。例如，有些老人早晨四五点就起床运动，传统的健康知识认为这样的习惯对健康有很大的好处。一位长辈到了冬天腰就直不起来，脸色显得特别灰黑而且干，很明显，她的寒气很重。可是她保持这种早起运动的习惯已经十几年了，总认为这个习惯是她保持健康最大的根源，所以她每天都把闹钟定在四点多就起床，有时候晚睡也坚持如此，常常因而造成睡眠不足。殊不知这种冬天早起的习惯是她直不起腰的真正原因。

这种习惯对健康就有几个缺点，首先冬天早晨，太阳出来之前，大地经过一夜的冷却，是一天之中最冷的时候，也就是中医所说处于“阴中之阴”的时候。年纪大的人，血气本来就虚，这个时候出门很容易受寒。这就是《黄帝内经》里建议人们冬天要晚起，最好在太阳出来之后才出门的道理。

第二个缺点，是她经常晚睡，却坚持早起，使自己长期处于睡眠不足的状态。早起运动对身体的好处，抵不上睡眠不足所造成的伤害。特别是上了年纪的人，充足的睡眠更是追求健康最宝贵的方剂。

有一位朋友向我抱怨，一到夏天早晨就起不了床。据我的经验分析，这种情形应该是他的心脏有些损伤，身体在他睡着时进行修复的工作。虽然他睡了一夜，但是身体却忙了大半夜，反而特别疲倦。

心脏的损伤，可能有心肌炎、二尖瓣闭锁不全或脱垂，这些损伤只有身体自己能修复。在春、秋和冬季，由于身体必须挪出部分的血液进行重要器官的保温，只有到了夏季，身体把所有保温的血液全数释放出来，才有足够的能量进行心脏的修复。**身体修复心脏，最主要的症状就是一到夏天早上就起不了床，而且起床后身体还感觉有点冷，因为体表保温的血液都被调到体内使用了**。虽然《黄帝内经》里说夏天可以早起，不过对于这位朋友而言，夏天却必须晚起，这样对于健康才是有益的。

有些孩子暑假时早晨都喜欢赖床。我给父母们的建议是，在孩子不上学的日子，最好让他们睡到自然醒，有时他们赖床是身体真正的需要，并不是懒惰。在台湾和大陆，大多数的孩子在上学的日子里，很难有充足的睡眠，对健康造成很大的伤害。考虑到这个因素，就算孩子没有心脏的问题，在假日里也应该让他们把平日不足的睡眠补回来。

现有的医学技术，对于人体自我修复工作的运行知识仍是一片空白。身体的修复工作大多数在睡眠时才能进行，我们不明白每天身体正在进行哪些工作，不知道身体什么时候需要更多的睡眠来做更多的事。因此，最好的睡眠策略就是顺着身体的需要，睡到自然醒，这是另一种听身体声音的方法。

有些朋友说他们做了一式三招，却不见身体有任何变化。经过对话了解之后，发现几乎大多数人只做了敲胆经，却没有早睡。一式三招之中，其他的两招不做，只做早睡这一招，身体就有机会改善。但是其他两招都做了，少了早睡就会前功尽弃了。**在一式三招之中，早睡和充足的睡眠是最重要也是最基本的。**

愈来愈多的人利用健康食品养生，有些人吃了效果很好，有些人吃了没有效果，其中的差异也在睡眠。使用健康食品时，最重要的观念是必须以生活作息为主要的调理手段，健康食品只起到辅助的作用。如果完全依赖健康食品，却保持着不正常的生活作息，那么效果也会很让人失望的。

第四章　气的调度

许多人精神不济时，都会喝咖啡或茶来提神。咖啡并没有多少能量，喝了咖啡后所增加的能量，不会是咖啡所创造出来的，更大的可能是透支身体内部原有的能量而来的。所谓提神或运动员的爆发力，都是透支而来的能量。不单是咖啡，一些吃了会精神很好的兴奋剂，也可能是提高身体透支的能力而已。

多数能补血气的补品，吃过之后会关闭身体透支的大门，身体每天产生的血气，一时还无法弥补原来仰赖透支的能量缺口，初期反而会使精神更差，需要一段时日之后，身体产生了足够的血气能量，精神才会开始变好，效果才会显现。

血气的补充可以分“血”和“气”两个方面说明。“血”的补充即依照《人体使用手册》中的方法，时日长些自然能增加血液总量。“气”就比较玄，摸不着也看不到，是一种无形的能量。“血”是身体各种能量的载体，“气”即载于其上。因此，如果血液总量愈多，能承载的“气”也就愈多。

每天早晨醒来精神很好，到了中午，累了半天，精神有些萎靡。和早晨相比，中午时身体少掉的能量就是“气”。多数人早上醒来身体所充满的“气”，大约可以供给身体四至六小时的消耗，血液总量愈多的人，可以用得久些。反之老人或身体很虚的人，可能经过两三个小时，“气”就耗光了。

因此，到了中午，“气”耗完了身体就感觉疲累。这时最好能小睡半小时至一小时，补充“气”，然后又可以维持半天的好精神。因此，中国人睡午觉的习惯非常符合养生的原则。

当身体的“气”不足时，会出现明显的疲倦感。许多人都有这样的经验，用意志力撑一段时间，精神又来了。这时的能量来自身体肝血的透支，也就是“肝火”。如果一天撑个两三次，肝火就不容易退了，当天晚上自然很不容易入睡，就算入睡了，质量也会很差。

大多数人的失眠，其实是不懂得调度“气”的结果，正确调度身体的“气”，不但可以改善睡眠质量，更可以去除失眠。

一个得了重病的朋友，看了我的书后，为了想要在晚上睡得好些，白天都不敢睡。他担心白天睡太多，晚上就睡不着了。由于他的血气很低，我估计他的“气”大概只够撑两个小时，因此建议他白天每活动两个小时就上床休息，能睡就睡，睡到自然醒。果然他每次上床没多久就睡着了，开始时一次都能睡一两个小时，醒了之后，活动两小时再睡。这样施行了一段时间，晚上反而睡得很好。

他的血气太低，早晨醒来的气两小时就耗尽了。气不够时都硬撑着，结果到了晚上的睡眠时间，身体却处于肝火大盛的状况，当然睡不着了。改成两小时就小睡一会儿之后，就不再透支肝火。到了晚上身体不再处于肝火旺盛的状态，自然容易入睡。

另外有一个朋友，得了重病住院，在医院住了一段时间之后，身体逐渐康复，医生宣布她可以出院回家了。回家的第二天，她就约了朋友出去购物。由于太久没有逛街，一逛就是六七个小时。回家第二天，身体就出了状况，又住进医院里去了。

通常当医生宣布患者可以出院时，并不意味他就已经完全康复了。一个人的血气能量不会在几天之内就有很大的增长，前一天还需要住院，第二天不可能就像个健康正常人，可以任意耗费体力。这种情形，最好继续在家中静养一段时间，才能真正地恢复健康。

第五章　疏通心包经

一式三招之中“按摩心包经”和前两招“敲胆经”及“早睡自然醒”在性质上有很大的不同。前两招的作用主要在提升人体造血的能力。按摩心包经则主要在对付身体心包积液过多的问题。

心包积液过多主要出现于身体进行修复时，或身体的血气能量很低的时候。当血气能量提升之后，身体会开始进行各个脏腑的修复工作，这时就很容易出现心包积液过多。也就是在实施了敲胆经及早睡一段时间之后，许多人都会出现心包积液过多的问题。因此，才将“按摩心包经”纳入一式三招之中。

现代医学对心包积液过多的检测很严格，必须严重到一定程度才会被医院判定处于疾病的状态。相对的利用中医的脉诊，很容易在患者轻微异常时，就诊出心包积液过多。大多数中医师认定的心包积液过多患者，要到很严重时，才会被西医检测出来。

许多疾病和心包积液过多有密切的关系，例如，类风湿关节炎或哮喘。改善了心包积液过多的问题，能使这两种疾病的症状迅速得到缓解。但是检测上的差异，使得中医和西医对某些疾病的因果有完全相反的认知，类风湿关节炎就是典型的例子。

几乎大多数类风湿关节炎的患者，在中医师第一次诊断时，就会被确诊其心包经是阻塞的。因此，中医师认为心包积液过多是类风湿关节炎的病因。可是，这些患者只有到了病情极为严重时，才会被西医确诊为心脏方面的疾病，那时通常都已经回天乏术了。因此，这一类患者多半都死于风湿性心脏病。从这个病名看来，西医认为最终的心脏病是关节炎引起的，关节炎成了心脏病的病因。

实际的情形，心脏的问题早在关节炎出现之前就存在，只是按西医的诊断标准，还没有被认定为疾病，那时只看到关节炎的症状。等到心脏造成身体整体的问题时，从病史上看，关节炎出现的时间早了很多年，因此就认定心脏的疾病是关节炎引起的。

许多身体的不适都和心包积液过多有关，按摩心包经能有效加以改善，例如，心悸、晕车、晕船、走路时呼吸不顺畅、低血压、腿酸、晨间脸部水肿、手部肿胀、手脚无力、心跳过速等。

虽然心包积液过多不算是很严重的疾病，但是它却会使心脏的效能受到影响，进而使其他脏腑的效能大幅度下降。同时它也是最常出现在生活中的问题。因此，保持心包经的通畅，对身体整体的运行是非常重要的。

所以当身体血气上升时，只要身体进行肠胃的修复，或身体有其他的炎症，都会使心包积液呈现出过多的状态。在调养血气的过程中，心包积液过多的现象会经常出现。对于开始调养身体的人，最好能自行感知心包积液的状况，同时选择一种应对的方法。在心包积液呈现异常时，能尽快加以调整，提升心脏和脾脏的能力，使身体的修复工作能更有效率地进行。

心包积液状态的实时检测

按摩心包经时，可以利用声音来判断心包积液状况。在身体两侧肋骨的下方，如图26，位于肝经章门穴和胃经太乙穴中间的位置，是一个监测心包积液状态理想的位置。如果帮别人按摩，可以把耳朵贴在这里，就能监测到心包积液的变化状态。自己按摩则可以找一个医生用的听诊器，放在那个位置。正常情形会听到流水声，如果心包积液

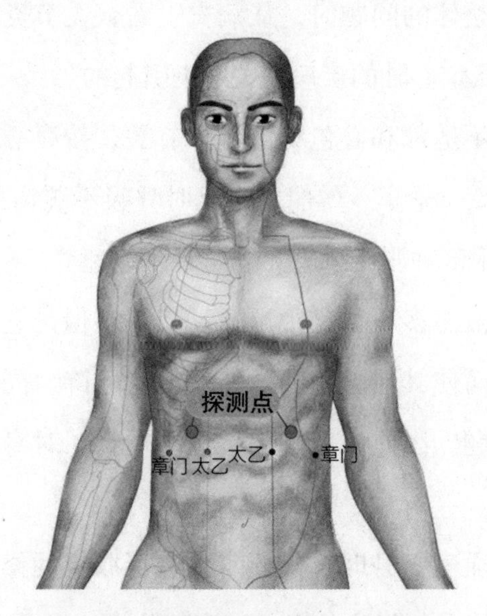

图26 心包积液流水声的探测点

过多，则会呈现出安静无声的状态。通常运动后流水声会很通畅，说明运动能够有效地疏通经络。传统的按摩，按摩师只能从手感和患者的表情、口述来判断按摩的成效，对于细微的变化就很难知道按摩的成效。这种以声音作为回馈信号的按摩，使按摩师能够一边按摩，一边观察经络的变化。

在正常的情形下，如果穴位的阻塞不是很严重，手指按压在穴位几秒后，声音就会出现变化。如果经络严重阻塞，开始的几次可能需要按摩很长的时间才会出现变化，有时甚至需要花一个多小时，才开始有些动静。通常愈胖的人阻塞愈严重，愈不容易听到流水声。

我自己的经验是，在初期经络阻塞比较严重时，按摩后即使出现流水声，声音也就像从略湿的毛巾中挤出来的水滴一样，不是很流畅。随着一次次按摩的改善，显现出愈来愈流畅的流水声，最终甚至还能听到具有回声的流水声，似乎体内的空间在疗程中变大了。

这种流水声，在科学上很难验证，主要是目前的透视设备还无法观察到这么细微的体液变化。同时当人死了之后，血压消失，体液就不流动了。因此也无法从解剖中观察这个现象。

利用磁铁片疏通心包经的方法

许多读者看了《人体使用手册》之后，不知如何按摩心包经，有些则嫌按那么多的穴位太麻烦，于是我花了很长的时间寻找简单的替代方案。

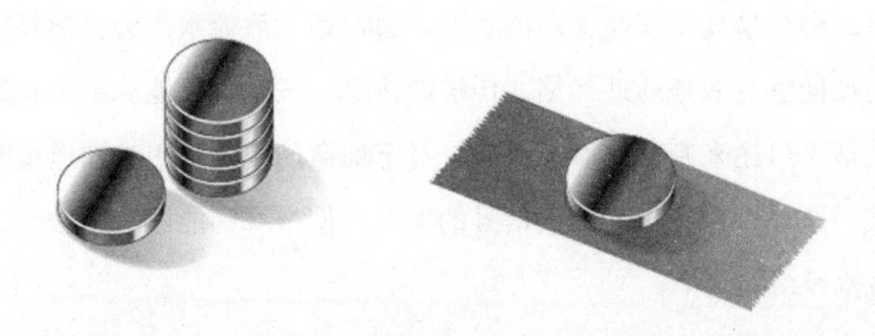

图27　磁铁疏通经络的效果没有按摩好，但是长时间使用累积的效果不会比按摩差。最重要的是，磁铁比较省事，同时不必忍受按摩的疼痛

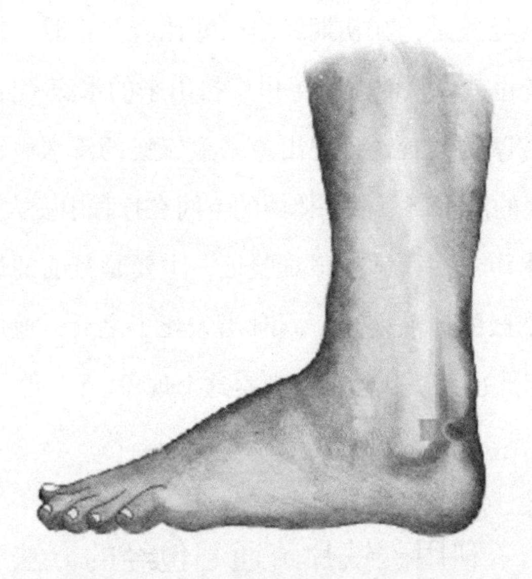

图28　脚踝的部位可以用胶带直接将磁铁贴在皮肤上

在经络的科学研究中，发现经络中的主要物质是胶原纤维，又发现它是以液晶形态存在。从物理学的观点，晶体形式的物质在声、光、电、热、磁方面都有特别的性质。另外，在同一个研究中还发现穴位上有大量的铁元素，而这些元素有很大的比例是以四氧化三铁（Fe_3O_4）形式存在，这种化合物是磁铁最主要的成分。因此，在寻找替代方案时，第一个想到的就是磁力。

市场上原来也有磁针的产品，显然磁力是可以对经络发生作用的。但是磁针的使用有些麻烦，磁力对穴位的作用比按摩弱得多，磁针扎在穴位上的时间不能太长，否则会出现疼痛。

我找了一种直径一厘米，厚度一至两毫米的钕铁硼磁铁片。钕铁硼磁铁是中国大陆特有的磁铁，占有全世界超过90%的储量和产量。它的磁力大约是传统铁氧体磁铁的四十倍以上，是目前磁力最强的永久磁铁。

利用这种磁铁贴在膻中穴、昆仑穴、内关穴三个穴位，其中膻中穴在任脉上只有一个，另外两个穴位都是左右对称。因此，一共在五个穴位贴上小磁铁片，就能有效改善心包积液过多的问题。

通常贴上磁铁片后十分钟，即能从肋骨下方的位置听到声音的变化。这种变化比按摩小，说明磁铁疏通经络的效果没有按摩好。但是按摩时每个穴位只能按两三分钟，磁铁却可以贴几个小时，磁铁长时间累积的效果不会比按摩差。最重要的是贴磁铁比较省事，同时又不需要忍受按摩的疼痛。

在使用磁铁疏通经络的实验中，发现每一条经络如果在两个以上的穴位贴上磁铁，就失去效果。因此，所贴的穴位中，膻中穴是任脉的穴位，昆仑穴是膀胱经的穴位，内关穴是心包经的穴位，膀胱经和心包经都是左右各一条独立的经络，五个磁铁分别贴在五条独立的经络上。

磁铁有南北极之分，在减少心包积液的应用上，并没有发现南北极放置的不同而有效用上的差异。贴在心包经的磁铁可以从内关穴改贴在天池穴上，也有相同的效果。由于天池穴和膻中穴都在女士的胸罩范围，磁铁可以夹在胸罩上，在放置上非常方便。

利用磁铁贴在膻中穴、内关穴、昆仑穴可以有效疏通心包经，其中除了膻中穴之外，都是左右对称的穴位，因此一共需要五个磁铁。其中的内关穴可以用天池穴替换，但这两个穴不可以同时贴磁铁，只能选其一。

磁铁可以用医用透气胶带直接贴在皮肤上。有些人的皮肤会对磁

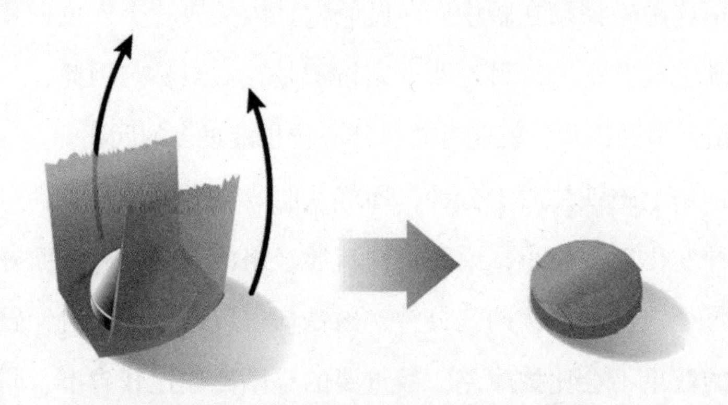

图29　由于磁铁表面电镀层很容易脱落，因此，建议可将磁铁先包一层医用透气胶带再使用

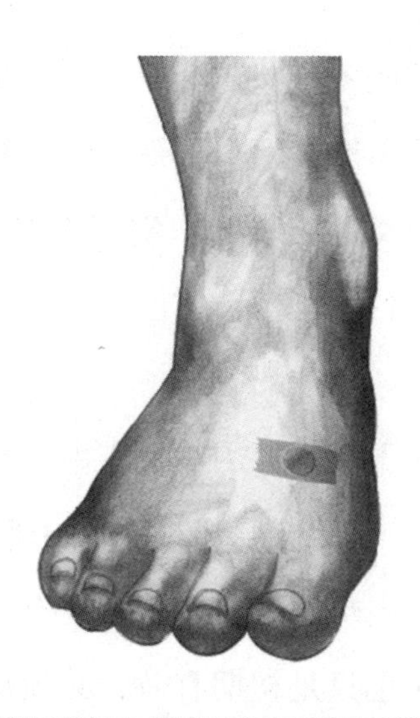

图30　在太冲穴贴磁铁可以泄除汗热

铁过敏，也可以利用两个磁铁夹在衣服或袜子上。由于磁铁表面镀了一层较亮的金属，经常用胶带黏合，电镀层很容易脱落。因此，建议将磁铁先包一层医用透气胶带再使用。一方面可以避免磁铁表面电镀层的脱落，另一方面也可以避免皮肤和金属直接接触，造成过敏。再一方面可以防止磁铁因碰撞而破裂。这种磁铁很脆，磁力又强，经常两个磁铁强力吸撞在一起就破了。

钕铁硼磁铁是永久磁铁，只要不遗失、不破裂几乎可以永久使用。这种小磁铁片，通常在大陆用于识别证的固定，在台湾则用于带有灯光胸饰的固定。价格很便宜，可以上网购买，是一种便宜又方便的方法。日本也有类似的产品，做成一个约二至三毫米的圆珠，直接配合圆形的胶贴，可以在台湾的药房中买到。不过这种磁珠采用低磁力的材料，效果并不很理想。

这种方法可以有效改善心包积液所产生的不适。**其中气喘和关节炎在使用磁铁时，最好再增加两个磁铁，贴在肝经的太冲穴上，同时疏通心包经和肝经，则效果会更好。**对于有晕车或晕船问题的朋友，最好在上车船之前先贴上，虽然不一定能完全杜绝晕车或晕船的症状，至少很减轻症状。

哮喘的症状有多种不同的原因，只有由于心包积液过多引起的患者可以用这种方法缓解。如果是身体排除肺的寒气，或由于肾虚的“肾不纳气”引起的哮喘，则疏通心包经就不会有太大的效果。严重的肌无力患者，用这种方法也只是初期有效，必须从情绪或其他更主要的病因着手，才能得到长期的改善。

按摩心包经的三个步骤

改善心包积液过多需要在膀胱经的昆仑穴、任脉的膻中穴和整条心包经上按摩。可以分为三个步骤，第一步先按摩昆仑穴，第二步按摩膻中穴，第三步按摩两手的心包经。

第一步:按摩昆仑穴

昆仑穴在两脚外侧脚踝后方凹陷的部位（图31）。膀胱经是身体各条经络排除垃圾的出口，就像身体的大排水沟一样。身体十二个脏腑相应的经络，在膀胱经上都有对应的穴位。在实际的操作中，发现按摩昆仑穴能够有效促进心包经的通畅，而且先按摩昆仑穴，再按摩其

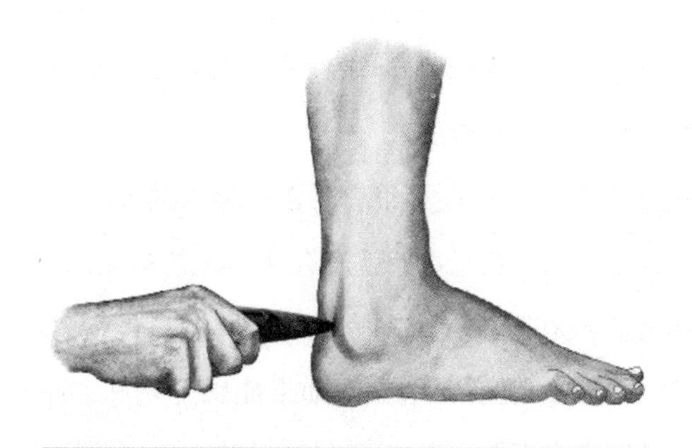

图31 可使用按摩棒，按摩如图示的昆仑穴

他心包经相关的穴位，效果最好。因此，将这个动作放在改善心包积液的第一步。心包积液过多时所积存的都是身体的废水，先按摩膀胱经上的昆仑穴，可以有效疏通排水的出口。

可以用食指第二个指节按摩昆仑穴，也可以借助按摩棒。按摩的时间约一至三分钟，如果按摩时有强烈的痛感，则按摩的时间长一点。通常不痛时代表经络应该是通畅的。但是当身体血气很低时，会由于身体神经系统的迟钝，造成即便经络不通也没有痛感。

按摩昆仑穴就能在肋骨下的位置听到流水声的变化，因此，理想的做法可以一边按摩一边听流水声，一段时间之后，就能掌握按摩的诀窍。

第二步:按摩膻中穴

膻中穴在身体正面中线的任脉上，在两个乳头的连线和身体中线相交的位置。可以用大拇指按摩膻中穴，心包积液过多时，这种按摩有强烈的疼痛感。每次按摩一至三分钟，不需要太用力，免得一次按摩之后，接下来几天一碰就痛。

用手按摩膻中穴的缺点是很容易造成强烈的疼痛感，另外有一种类似气功的方法，利用**意念按摩**就没有这个缺点。

把手指轻轻放在膻中穴上，完全不用力，只是指引自己的意念集中于膻中穴。数分钟之后，指尖上如果能感受到和心跳相同的脉动，就表示意念已经集中于那个穴位了。然后持续一段时间,时间愈长愈好。这就是意念按摩，比用力按摩的效果更好。这个方法用来按摩胸前的主要穴位，有很好的效果，但四肢上的穴位则由于意念不容易集中在那些部位，需要一段时间的练习才能做到。

以前孩子小时，我常用意念按摩的方法帮助孩子顺利入睡。方法是将我的手放在孩子的膻中穴，把我自己的意念集中于指尖，同时要求孩子也把注意力集中于我放手指的部位，当他的意念集中时，我能立即察觉血脉的跳动,就像手摸着心脏似的。他一分心,脉动立即消失，随即敦促他集中意念。这时他身上的血液会往膻中穴集中，大脑的供血减少了，很快就能入睡。这是帮别人意念按摩的方法。

在帮别人按摩时，也要利用一部分自己的意念才会有好的效果，不能只用蛮力。首先要让自己的意念集中于对方的穴位，如果配合适当的力度（不需要很用力），被按摩的人会感觉力度像是钻入穴位深处，而且愈来愈深，这是最理想的按摩。这种按摩的方法，只要有些微的揉动，幅度不需要太大，顺时针或逆时针都可，有时只是前后微动也可以。

第三步:按摩两手的心包经

前面提过子午流注的经络顺序，心包经在肾经的下一条，是从胸部往手指循行。按摩时则逆着方向从手指尖的中冲穴往胸的方向。

有一种说法，顺着经络循行的方向按摩为补，逆向则为泄。按摩心包经的目的在于排除经络中过多的垃圾，因此为泄。

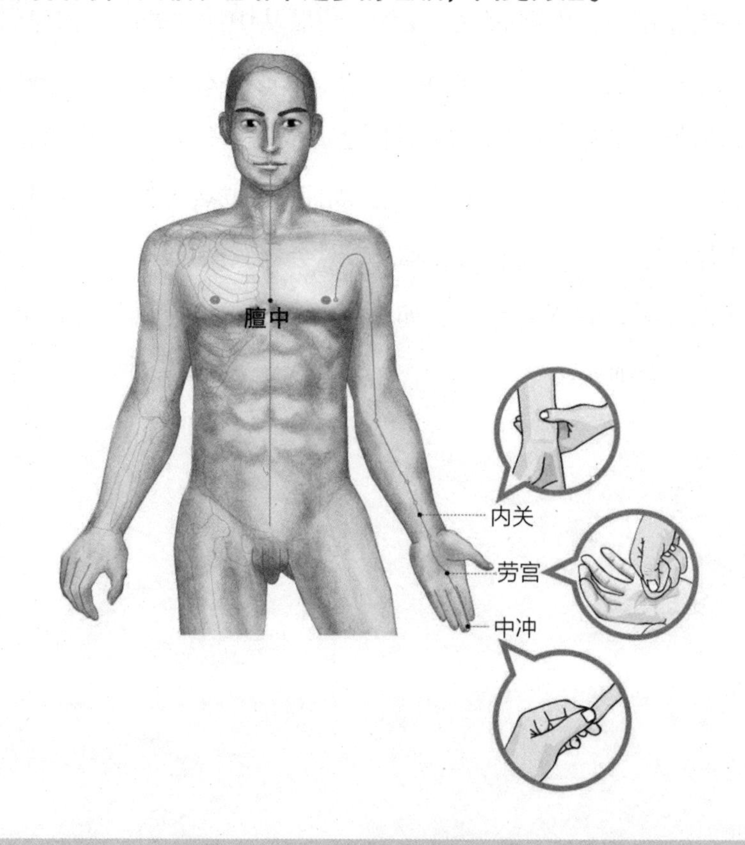

图32　心包经的按摩可以从心包经的中冲穴往胸的方向按摩，按摩时最好听着肋骨下的流水声，判断穴位阻塞的情况，并且检视按摩的效果

按摩心包经，通常以大拇指顺着穴位逐一按摩。没有经验的人，穴位的定位是一件很困扰的事，由于每一个人的身高、手脚的长度都不同，因此，穴位不能用一般的尺来量。中医用的是每一个人自己身上某一个部位的长度作为量尺。可以用拇指第一节长度为一寸，或以中指第二节长度为一寸，也可以用食指和中指加起来的宽度为一寸半。

心包经在手臂内侧的中心在线，按摩从中冲穴开始，依序为劳宫、大陵、内关、间使、郄门、曲泽、天泉、天池等九个穴位。寻找穴位时，先用拇指第一节或中指第二节的长度，依下列位置说明找到大略的位置之后，在前后左右附近试按，通常正确穴位点被按的感觉和非穴位点有明显的差异。有时会比较痛，有时会比较酸。刚开始有一点难度，试过几次之后，就很容易了。如果真的很困难，建议就近找个中医专业的经络按摩师傅指导。

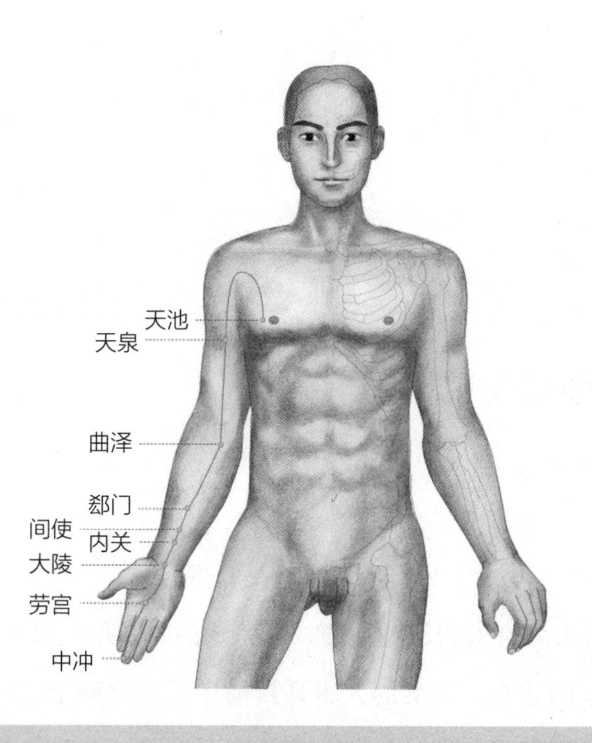

图33　心包经的各个穴位点名称和位置如下：●中冲穴在中指指节上。●劳宫穴在握拳时中指指尖触及掌心的位置。●大陵穴在腕横纹中线。●内关穴距大陵穴两寸。●间使穴从大陵穴上三寸，也就是从内关穴上一寸。●郄门穴从间使穴再往上一寸。●曲泽穴在肘横纹中央。●天泉穴在乳头等高线下一寸。●天池穴在乳头外一寸，和乳头等高

第六章　细嚼慢咽

近来电视上常有大胃王的比赛，在一定的时间里吃最多的人得胜，这是最不健康的比赛。得奖的人也许目前还不是大胖子，在不久的将来应该逃不过肥胖的命运。在我认识的胖子中，“吃饭速度快”几乎是每一个胖子共同的毛病。但是在“肥胖是吸收太多热量”的理论下，“吃饭速度”从来没有被认定和肥胖有关，当然也就从来不是减肥的处方之一。

当食物进入人体之后，从口腔经咀嚼，并且加入适量唾液初步处理之后进入胃部，经胃酸、胆汁及各种消化酶的分解之后，进入小肠。部分食物呈电解性的液体状态，部分仍是固体的状态。其中液体的部分才能渗透进入小肠壁被小肠吸收，固体的部分则流向大肠，在大肠中身体进一步把剩下的液体吸收干净，固体的残渣就成了大便排出体外。

在整个过程中，可以发现食物只有转化成液体才有机会被人体吸收，固体食物是不容易被身体吸收的。我们所吃的食物大多数是固体的，因此才需要咀嚼将之磨碎，嚼得愈碎的食物到了小肠时成为液态的比例愈高。另外身体分泌消化酶的充分与否，也决定了食物被吸收的比例。因此，如大胃王比赛的囫囵吞式吃饭的方式，大多数的食物到了小肠都还是固体的状态，根本无法穿透小肠壁，直接进入了大肠，转变为大便。严格地说，那样吃法，身体不过是一部制造大便的机器，不但浪费了食物，也伤害了身体。

人体大多数的经络都是由上而下垂直分布，胆经是一条由头到脚的经络，在身体部分也是由上而下垂直分布，但是在头部的分布却很

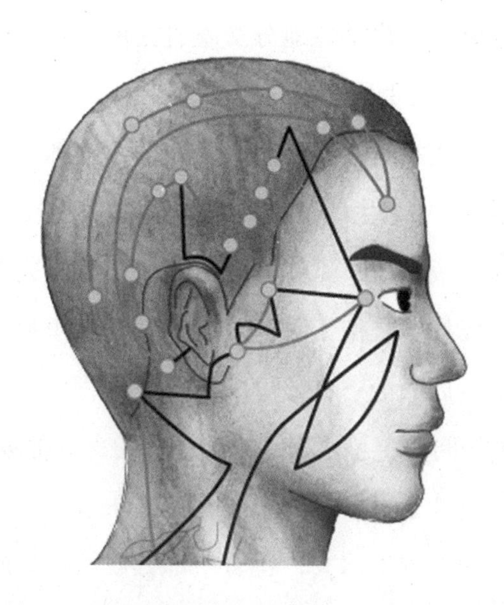

图34　当咀嚼食物时，整个头部的胆经和胆经别都被不断地刺激，这时胆汁就开始分泌，有了充分的胆汁，身体才能将食物分解进而吸收

特别。图34是胆经在头的两侧的分布，在耳后的部分是胆经，在脸颊的部分是胆经别（经络的分支）。当咀嚼食物时，整个头部的胆经和胆经别都被不断地刺激，这时胆汁就开始分泌。因此，咀嚼食物不只有将食物咬碎的功能，还是激活身体分泌胆汁的开关。有了充分的胆汁，身体才能将食物分解进而吸收。从胆经的分布，可以了解人体设计上考虑得周详而且缜密。

在台湾，老一辈的人不准孩子吃饭时把米饭在泡汤里，并且医学上也认为稀饭并不如干饭容易消化，其中的关键就在于咀嚼能促进身体分泌胆汁，使身体更容易吸收养分。不需要咀嚼的食物反而不容易被身体所吸收。咀嚼不但能够物理性地把食物嚼碎成细小的颗粒，还能够增进胆汁的分泌，化学性地分解吃进去的食物。充分地咀嚼是提升食物吸收率最重要的手段。

现代人囫囵吞式的吃饭习惯使大多数的食物都处于很大颗粒的状态下，就进了肚子，加上生活习惯不好和阻塞的经络，造成消化酶的分泌不足。快速的吃饭习惯，更使身体分泌消化酶的速度赶不上食物的供应。大多数的食物不是由于颗粒太大，就是由于消化酶的不足，而使食物到达小肠时成为液态的比例非常低。食物的吸收比例是多数人从来没有考虑过的问题，总以为吃进肚子里的食物都被身体所吸收了。真实的状况是吃进肚子里的食物只有小部分被吸收，大多数都变成了大便，一部分顺利地排了出去，还有一部分就留在大肠里供养着大量的细菌，成为危害健康的宿便。

食物被吸收的比例，会随着咀嚼和吃饭的速度而改变。咀嚼次数愈多消化酶分泌愈充分，食物到达小肠时成为液态的比例就愈高，被吸收的比例也愈大。细嚼慢咽和囫囵吞式的吃饭习惯，其食物的吸收比例有可能相差数倍之多。大多数没有被充分咀嚼的食物，只是徒然增加身体消化系统的负担，并且增加大肠中的宿便而已。

人体需要的营养是那些被吸收的食物，因此如果食物的吸收比例愈高，则吃进去的食物量就能减少。那些饭量愈来愈大的人，大部分都是囫囵吞式的吃饭习惯，许多的食物只是到身体里空跑一遭而已。身体一直无法吸收到充足的营养，只好不断地提高食欲增大食量。

在肥胖理论里，中西医的基本概念是完全相反的。西医认为肥胖是身体能量过剩造成的，那些肥肉是多余热量堆积而成的。从中医的观点来看，认为那些多出来的肥肉是垃圾，称为“痰湿”。实际上是身体各个部位的细胞所排出来的垃圾，由于身体没有足够的能量将之从血液中运输到膀胱排出体外，是造成肥胖的许多原因之一。**因此，减肥不应该降低身体的能量，反而应该提升身体的吸收能力，增加身体的能量。**

细嚼慢咽的吃饭习惯，可以大幅提高食物的吸收比例。身体由于吸收了充分的营养，食欲自然降低，不再需要那么大的饭量。饭量减少加上大多数食物被小肠吸收，食物的残渣大量减少，包含肠胃在内的整个消化系统的负荷大幅减轻。不但新增的宿便减少，而且身体也开始有多余的能量清理长期积存在大肠中的垃圾。

用一组假设性的数字来说明细嚼慢咽对肠胃负担的影响。假设囫囵吞式的吃饭习惯，身体对食物的吸收率为20%，此时有80%的食物进入大肠，最终成为大便。所以一天吃了1000克食物，胃和小肠的食物处理量为1000克。小肠吸收了20%就是200克的食物，转化成身体有用的能量。剩下80%的800克食物残渣进入大肠处理。

假设食物的吸收比例和吃饭速度成反比。如果吃饭的速度放慢两倍，细嚼慢咽使食物被吸收的比例提升到40%，此时应可将食量减少至原有的50%。食量从1000克减为500克，胃和小肠的食物处理量为500克，小肠吸收了40%的营养达到200克，大肠的食物处理量则为300克。

囫囵吞时，食量是1000克，吸收了200 克。细嚼慢咽后，食量是500克，吸收了200克。饭量减少了一半，身体吸收的营养和原来相同。

囫囵吞时，胃和小肠的负荷是1000克，大肠的负荷是800克。细嚼慢咽后，胃和小肠的负荷是500克，大肠的负荷是300克。胃和小肠的负荷减少了一半，大肠的负荷减少了62.5%。

囫囵吞式的饮食习惯，加上从不间断的每日三餐过量饮食，人体的消化系统长期处于过度负荷的状态，使得肠胃的问题愈来愈严重，垃圾堆积愈来愈多。身体无力处理肠胃的问题，肠胃中的细菌更容易滋生，使脾脏的负担也愈来愈重。**中医认为脾主运化，脾脏的能力愈来愈虚时，身体的垃圾也就是中医所说的“痰湿”在全身慢慢地堆了起来，外表自然就愈来愈胖了。**

细嚼慢咽是追求健康和减肥最重要的手段之一，这种减肥手段不需要忍受任何饥饿，是最自然和健康的方法。如果人口众多的中国，大家吃饭时都能细嚼慢咽，不但能节省许多不必要的医疗开支，每年还能省下非常大量的粮食。

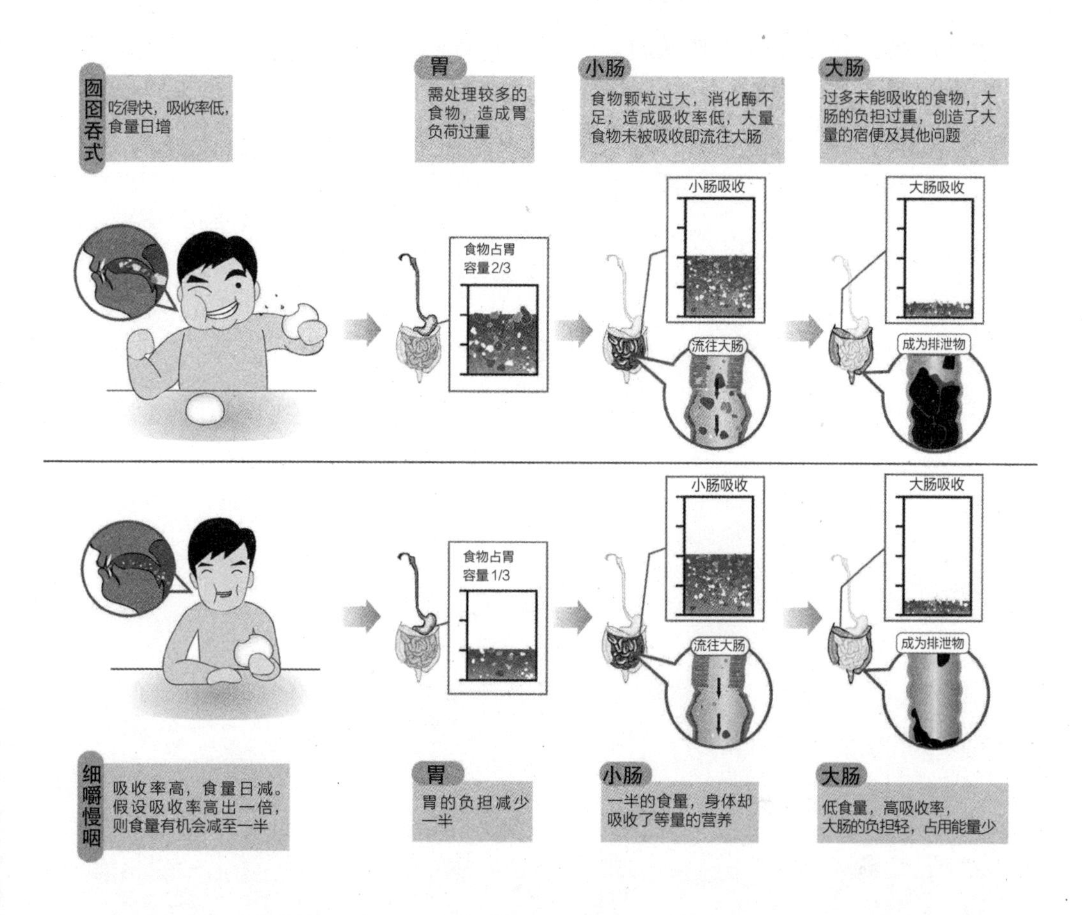

图35　囫囵吞式的吃饭习惯会使营养的吸收率太低，因而使食量增加。结果造成肠胃的负担过重，宿便增加，最终形成肥胖

我常常告诫年轻的朋友，如果想要成为胖子，吃饭就快些。如果想要减肥，就从细嚼慢咽做起。

第七章　午后轻食

人类大概是这个世界唯一每天吃三餐的动物，自然界中没有哪一种动物，能和人一样过着这么安逸的生活，大多数的动物都是有一餐没一餐的，有时甚至几天都吃不到一餐。许多养猫狗的朋友都知道，猫狗一天只能喂食一餐，如果多喂食一餐，家中很快就会有只大肥猫或大胖狗。

某些修行人奉行“过午不食”的修行方式，他们吃过了午餐，就不再进食了。长期观察这些人，不但不会因为营养摄取不足而产生健康的问题，反而这些人有一个共同的特点，就是很少有大腹便便的体形。

长期以来就有“早餐吃得好，午餐吃得饱，晚餐吃得少”的养生饮食习惯的说法。如果觉得“过午不食”严苛了点，可以选择把饮食习惯调整成“晚餐吃得少”的“午后轻食”。

自然界中所有的动物都是肚子饿了才吃，唯独人类是时间到了就会吃。这种时间到了就吃的习惯,使许多人的肠胃经常保持饱足的状态,有时会因满胀而不舒适。对于肠胃而言，几乎大多数时间都处于超负荷的状态。

“负荷过重”是肠胃最常见的问题。我的经验是，如果肚子没有饥饿感时，一两餐不吃。结果第二天反而会排出更多的大便，这样的情形屡试不爽。说明平常每天不间断地吃东西，造成肠胃过重的负荷，使肠胃没有多余的能力把垃圾清干净。**清除大肠中宿便最简单的方法，就是时常要少吃一两餐。**

第八章　横膈膜按摩法

住在香港沙田的好朋友曾冬沛先生，是一个很好的按摩师。他从西医解剖学中体悟出一套“横膈膜按摩法”，这种方法可以在一两分钟里改善许多肩颈的酸痛和呼吸不顺的症状，多做几次还能使这种酸痛消失，可以说这是一种标本兼治的按摩方法。这个方法简单易学，我学会了之后帮助许多朋友迅速改善了长期困扰他们的问题。

中医的三焦包括上焦、中焦、下焦，指的是胸腔和腹腔。三焦经从两手无名指开始，沿着手背通过肩颈直到头部。肩颈的酸痛经常和三焦经有密切的关系，横膈膜则是三焦中最重要的部位，也是许多问题的根源。

横膈膜在胸腹腔的中间，身体的主要内脏大多数都和横膈膜或多或少相连。三焦经的阻塞常常和横膈膜有密切的关系，可是横膈膜在胸腔里，从外部根本无法触摸到。曾先生想出一个非常特别的方法，利用呼吸时肺部的扩张使横膈膜扩大和收缩，达到按摩横膈膜的目的。

身体呼吸时肋骨会随着肺部的扩大和收缩横向发展，如果用手压住背后和两侧腋下肋骨的下沿，使得肺部无法从横向扩大，则必定改变为往下的扩张。往下扩张的肺脏会压迫横膈膜往下扩张。几次横膈膜的扩张和收缩，就把本来可能存在的问题都排除了。做完按摩后，不畅的呼吸、酸痛的肩膀和颈部都有立即改善的感觉。连续做几天，会感觉症状逐渐消失，最终完全康复。

详细的做法是按摩师用两手拇指压在患者背后肋骨的最下沿，两手的食指、中指、无名指并拢压在腋下肋骨的最下沿。

1. 按摩师口令：吐气。

2. 患者慢慢把胸中气体吐出，尽量吐尽。

3. 按摩师两手随着患者肋骨的收缩，收紧虎口，缩小肋骨的横向空间，在患者吐完气时发出口令：吸气。

4. 患者开始吸气时，按摩师用力收住虎口，尽可能阻止肋骨的扩大。这时肺脏无法从横向扩张，只好往下扩张，直接促进横膈膜的扩张，达到按摩横膈膜的目的。

5. 在患者吸足了气时，发出口令：吐气。

6. 重复2至5的动作十次，耗时约一至两分钟。

一个朋友长期有五十肩的问题，右手无法上举，勉强上举就痛。我用这个方法帮他做了十次呼吸动作，右手的上举立即大幅改善，疼

痛也减轻了很多。我建议他找一个按摩师，把这个方法传授给他，由按摩师帮他按摩几次，大概就能完全摆脱这个问题。同时按摩师也可以用这个方法帮助其他的人。这个方法对于落枕也有很好的疗效。

第四篇

人体复原工程

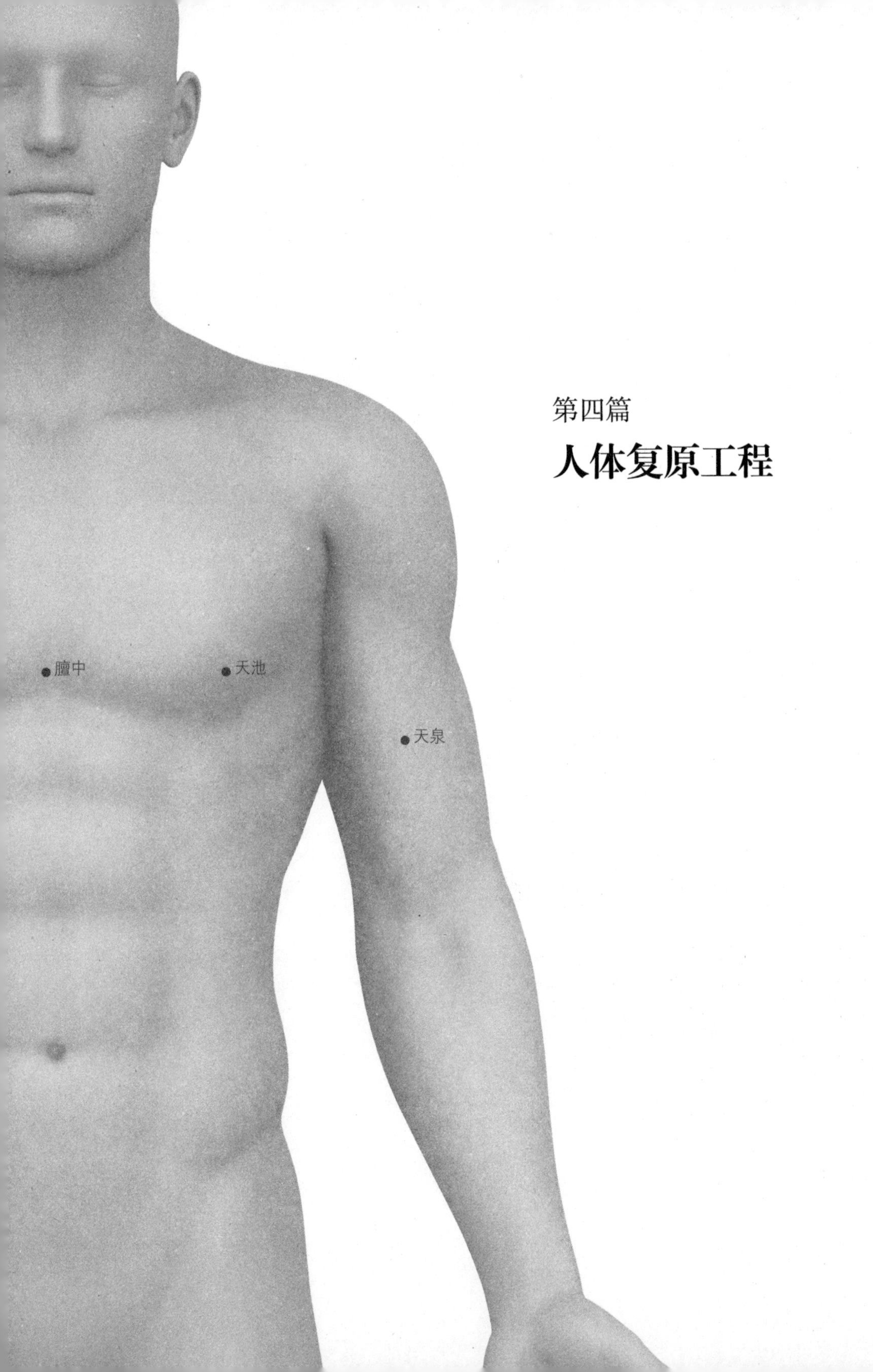

人体拥有强大的自愈能力，在血气下降的趋势中，这种自愈能力处于非常低下的状态，许多身体的损伤都被暂时搁置。直到血气回升后，身体才开始处理这些被搁置的损伤。

当身体开始处理库存的损伤时，会出现各种各样的症状，在传统的常识里，这些症状都被定义成疾病。许多人在调养后出现这些症状，还以为自己得了什么病。最典型的例子，退休后生活作息改善，过了一段轻松舒服的日子，身体开始出现不适。去医院检查，被医生告知得了某种疾病。接下来，就和医院建立了不解之缘。然而许多退休人的疾病，可能只是身体进行复原工程所产生的症状而已。

在《人体使用手册》出版后，许多读者看了书后，开始改正生活作息，没多久就出现各种不适的症状，虽然在书中提醒过读者会有这种现象，但是真正发生在自己身上时，大多数人心理上还是会很不安。

在我自己及朋友的调养经验里，曾经出现过各种各样的症状，这些症状在许多另类疗法中称之为“好转反应”或“瞑眩反应”。由于每一个人的身体状况不同，出现的反应也不同。有些人反应很强烈，有些人初期没什么反应，过一段时间才开始有反应。

这些调养的反应多半出现在血气上升之后，在没有适当的仪器可以测量血气之前，只能回顾自己近期的生活作息，来判断血气趋势的上升或下降。如果生活作息改善了才出现的症状，通常就是身体修复机制所造成的反应。

第一章　能量提升的反应

开始调养时比较常出现的是能量反应。大多数现代人平时都处于透支血气的状况，也就是平时身体所使用的能量，有一部分是每天吸收养分产生的血气，一部分则是透支肝血而造成的肝火。

许多人都有这样的经验，在经络推拿师按摩之后，就出现连续几天的异常疲倦。这是因为肝经被疏通，身体停止了肝火的透支，回到自然的状态。在现代“身体异常就是疾病”的逻辑下，有些人会怀疑自己生病了，其实这种疲倦只是显现出自己本来能量不足的面貌而已。就像一个企业突然把银行的贷款还光，手头上的资金立刻就紧了一样。**这时最好能好好休息几天，把身体的能量补足**。大多数身体出现疲倦的情形，是身体需要休息的信号，不一定是疾病。这种疲倦感有时会持续一两个星期，如果接下来仍然能继续保持早睡及充足的睡眠，则肝火不再透支，身体回到自然的状况，健康状况就会一天比一天好。

由于现代医学教育我们，身体的异常就是疾病，当身体突然出现特别疲倦时，有些人立刻想到这是不是嗜睡症？是不是糖尿病？立即想要找医师尽快地回到本来精神奕奕的状态；同时认定造成疲倦的调理方法必定对身体有害，再也不敢轻易尝试。其实本来的精神奕奕可能是透支肝火而来的，不是真的健康。通常年轻的孩子总比中老年人睡眠多，这并不代表年轻人的身体就比较差。反而是年轻人血气盛不需要透支肝火，所以能够维持正常的睡眠时数。中老年人已经长期习惯透支肝火，有时连续几天熬夜精神也很好。**从中医的观点看，这种精神奕奕反而是一种病态。**

我们都有这种经验，放长假在家睡几天之后，有时会出现愈睡愈累，怎么睡都不够的现象，于是就出现了“多睡对身体不好”的说法。其实是睡了几天，身体的肝火去除了，显现出本来血气不足的现象，身体内部的系统开启了补足能量的工作，就出现了这种愈睡愈想睡的状况。等到身体真的睡够，就不会想再睡了。

有些人长年睡眠都很多，但是仍然经常感到很疲倦，这种情形可能就是身体真的有问题了。也许问题出在食物的摄取或吸收上，身体由于没有足够的造血材料，即便睡了很多，也造不出足够的能量。这时就要检讨自己的食物是否不均衡？是否吃饭的速度太快，没有充分咀嚼？或者是否胆功能太差，身体没有足够的消化酶分解食物？

多数人很难做到长时间的休息，顶多休息一两天，就回到原来透支的状态。**适当的休息是最省钱也是最有效的养生方法，却是多数人最不容易持续做到的。**虽然许多人很想把健康排在人生最重要的位置，但在实际的生活中却经常把事业放在第一位，感情和家庭排在第二位，健康总是排在最后一位。只有等到身体真的出了问题时，才会想把健康的重要性往前挪动，不过多数人也仅是想一想，真的付诸行动的人并不是很多。

第二章　排除寒气的反应

记得初中时，我每天都要骑一个小时的自行车上学。有一次遇上了台风，学校宣布放学的时间晚了一点，我没穿雨衣，顶着强风和斗大而且密集的雨，骑了一个多小时的自行车回家。到家时我已经冷得发抖，母亲煮了两碗姜汤给我喝，那一次说也奇怪，居然没有感冒。可是过了一年，就出现严重的香港脚，再过两年，就得了过敏性鼻炎，在高三那年还因为鼻窦炎到医院开了刀。但开刀并没有得到真正改善，过敏性鼻炎一直跟着我三十年。直到我学了中医之后，花了三年时间才克服了过敏性鼻炎。

我自己仔细观察鼻炎和香港脚的发作时间，同时回顾自己一生的病史，才推论出这几个疾病的原因。原来那一次台风天淋的雨，我花了几十年的精力，才把进入身体的寒气排除一部分，目前仍然有大量的寒气还在体内，仍在不断清除之中。但已不再长期出现过敏性鼻炎的症状，一两个月仍会排除一次寒气。

在整个调养的过程中，曾经出现各种各样不同的感冒症状，我将之归类为表面的寒气和深层的寒气两种，表面的寒气再分为正面的寒气和背面的寒气两种。**在经验中，正面和背面的寒气排除是最常出现的症状。正面的寒气多数是胃寒，背面的寒气则从膀胱经排出。**

当寒气侵入身体后，如果血气能量不算太低，身体会尽可能将寒气排出。血气能量不够时，身体没有能力立即将之排除，只能选择将之暂时储存。**寒气是低温的物质，必须先转化成和体温相同的物质，才有可能储存在身体里。**这时只好改变物质内部的化学成分，释放出部分的化学能，提升物质本身的温度。当血气能量足以排除寒气时，身体会再激活相反的程序，用自身的能量加注到寒气物质中，使其吸收足够的能量，再将化学成分转化成原来的成分。**有时感冒会出现从骨头里发冷的感觉，这就是寒气物质正在吸收周围热量造成的。**

这种转化方式的排除寒气，需要大量的能量。因此要养足了血气，身体才能激活排除寒气的工作。就像电扇和空调都是夏天用来驱暑的工具,空调机的电力消耗远比电扇高出数十倍。主要是电扇只转动叶片，没有进行任何温度变化的调整，空调需要利用冷冻机改变温度，因此，需要耗费大量的电力。

生活中只要用来改变温度的电器用品都需要大量的电力。同样，排除寒气需要在人体内部进行一系列热交换的反应，因此，需要有充足的血气能量才能激活。

排除胃寒的反应

胃寒的排除：会先出现鼻塞，再出现打喷嚏、流鼻水，有时在太阳穴附近会出现偏头痛，时间长短不一，有时候持续一星期，有时候一两天。结束后约两三天脚缝会出现湿气，接着小便中也会出现蛋白尿，持续时间也是长短不一，从两三天到一两个星期都有可能。

传统的认知，香港脚是脚上霉菌感染造成的，患者的脚缝里确实充斥着大量的霉菌。不过有些患者只单脚得病，这种情形对于细菌传染的说法是很大的挑战。同一个人很难把两脚完全隔离，依照细菌传染的理论，那只健康的脚难逃被感染的命运。可是实际上这样的患者为数还不少，那只健康的脚无论如何都不受霉菌感染。

当身体把排除胃寒产生的垃圾从脚缝排出时，垃圾中除了水分之外，还有丰富的生理垃圾。这些生理垃圾大多数含有丰富的蛋白质，潮湿和富含蛋白质的环境，非常适合霉菌的大量繁殖，因而患上香港脚。

我自己的经验是，每当排了胃寒之后没几天，脚趾缝中会变得很潮湿，然后脚就开始痒，跟着小便就出现蛋白尿。

当血气较差时，多数人的身体都会有左右不平衡的现象，因此脚趾潮湿的症状，有时只有单边会发生；也就是脚趾的潮湿如果只发生在单脚，那么另外那只干燥的脚就不会有传染。问题不在于脚缝里有没有细菌，而在于是不是提供了细菌生长的环境。

对付这个问题的方法是，在脚部出现潮湿时，设法保持脚缝干燥，需要穿棉质的五趾袜，或晚上睡觉时用卫生纸夹在脚趾缝间。通常过了几天，脚就恢复干燥了，这样可以防止香港脚恶化。

明白了香港脚的成因，治疗的方法就可以从三个方面着手，首先可以用传统西药杀除霉菌，把已经存在的病菌去除，达到治标的目的。其次经常注意脚缝中的湿气，当出现湿气时，最好穿棉质的五趾袜，保持脚缝干燥，使霉菌没有机会快速繁殖。最根本的防治之道，则是尽量避免受寒以及不喝冰冷的饮料，在行为上不再制造胃寒的机会，身体就不需要排除寒气，脚缝也就不会湿了。

蛋白尿是另一个祛除胃寒时会产生的症状，当身体排除胃寒所产生的垃圾，除了在脚缝中流出之外，还有一部分会从小便中排出，这些垃圾富含蛋白质，掺杂在小便中自然成了蛋白尿。

蛋白尿出现时，如果正逢体检，很容易被认为是肾功能出了问题，被当成肾病治疗,可能没病也给治出病来。对于这种偶尔出现的蛋白尿，建议等小便中的泡泡不见之后再去体检。如果长时间泡泡都不会消失，就要去找医生了。

小便中的蛋白尿对男人影响不大，却常常对女人造成许多讨厌的问题。就像富含蛋白的湿气留在脚缝里会形成香港脚一样，蛋白尿积在女人的尿道口，也会使原来在那里的细菌快速繁殖，造成周围器官的疾病。例如，常见的妇女尿道炎、阴道炎、子宫颈糜烂和膀胱炎等，很可能都是蛋白尿惹的祸，最好每天注意自己的小便有没有泡泡。

这一类疾病通常出现在排出蛋白尿之后一两个星期，那时不再有蛋白尿，就找不到这些疾病的原因。患者总是隔一段时间又出现类似的症状，成为周期性的疾病。

妇女发现小便中有泡泡时，如果在家里，小便后最好用水冲洗干净，再彻底擦干。如果出门在外，最好随身携带纸巾，每次小便后一定要擦干净，才能避免蛋白尿造成的后遗症。

除了身体在排除胃寒之后会出现蛋白尿之外，还有当身体修复了肾脏之后，也会出现类似的蛋白尿。

身体修复肾脏时，有时会出现腰酸，有时肾脏部位会出现闷闷的痛或不定时的抽痛，同时感觉小便无力。过几天小便就出现了泡泡，这种泡泡和排除胃寒的泡泡不同，胃寒时排出的泡泡比较大，修复肾脏时排出的泡泡很小，像沫似的。同样的，除非这种泡泡长期出现而不改变需要到医院检查之外，偶尔出现的泡沫可能是身体修复肾脏产生的，不一定需要去医院检查。女士们出现这种泡泡，同样要注意防止细菌的感染。

排除胃寒需要身体有充足的血气能量才能激活，当身体过度疲倦时，身体处于透支肝火的状态，这时这种透支的虚火也会激活寒气的排除，而出现打喷嚏、流鼻水的症状。这种虚火引起的症状，虽然表面上和血气激活的症状相同。由于身体没有真正充足的能量，排除寒气的效率极差。这种情形，只要泄除了肝火，症状就能停止。

因此，当身体出现排寒气的症状时，最好先回顾症状出现前一段时间的生活作息。如果经过充分休息才出现症状，则是正常有效地排除寒气，最好多休息让身体将寒气顺利排除。如果是由于过度劳累引起的排寒气症状，则是虚火引起的，可以泄除肝火消除症状，适度的休息避免再度出现症状。

许多过敏性鼻炎患者，一方面在生活中不断有寒气侵入，另一方面，由于不良的生活作息，长期处于肝火透支的状态，使得身体经常出现低效的排寒反应，症状很多，但却只能排出少量的寒气。

排除膀胱经寒气的反应

膀胱经从眼睛内侧的睛明穴开始，经过头部到整个背部和大小腿的背面，最后终结于小脚趾。头部或背部受寒时，寒气会留存在膀胱经里，当身体能量回升到有能力排除寒气时，才会开始排除膀胱经的寒气。

膀胱经排除寒气时，除了一般感冒的打喷嚏、流鼻水的症状之外，最明显的症状是喉咙疼痛或声音沙哑，接着出现后脑的胀痛和肩颈酸痛。**这时在膀胱经上按摩或刮痧，这是缓解症状最快的手段。**

和所有寒气的排除相同，当身体开始排除膀胱经的寒气时，最好能增加休息，让身体集中能量把寒气排干净。另外，中医有很好的药剂能够帮助身体更有效地排除寒气，因此，请中医师开方调理也是很好的方法。

经常出现这种排除膀胱经寒气的现象时，就要回顾生活环境中，是否有寒气不断侵入的机会。特别是头部和背后是否常常受寒，例如，洗头未及时吹干，经常承受冷气对头部或背部的直接吹袭等。

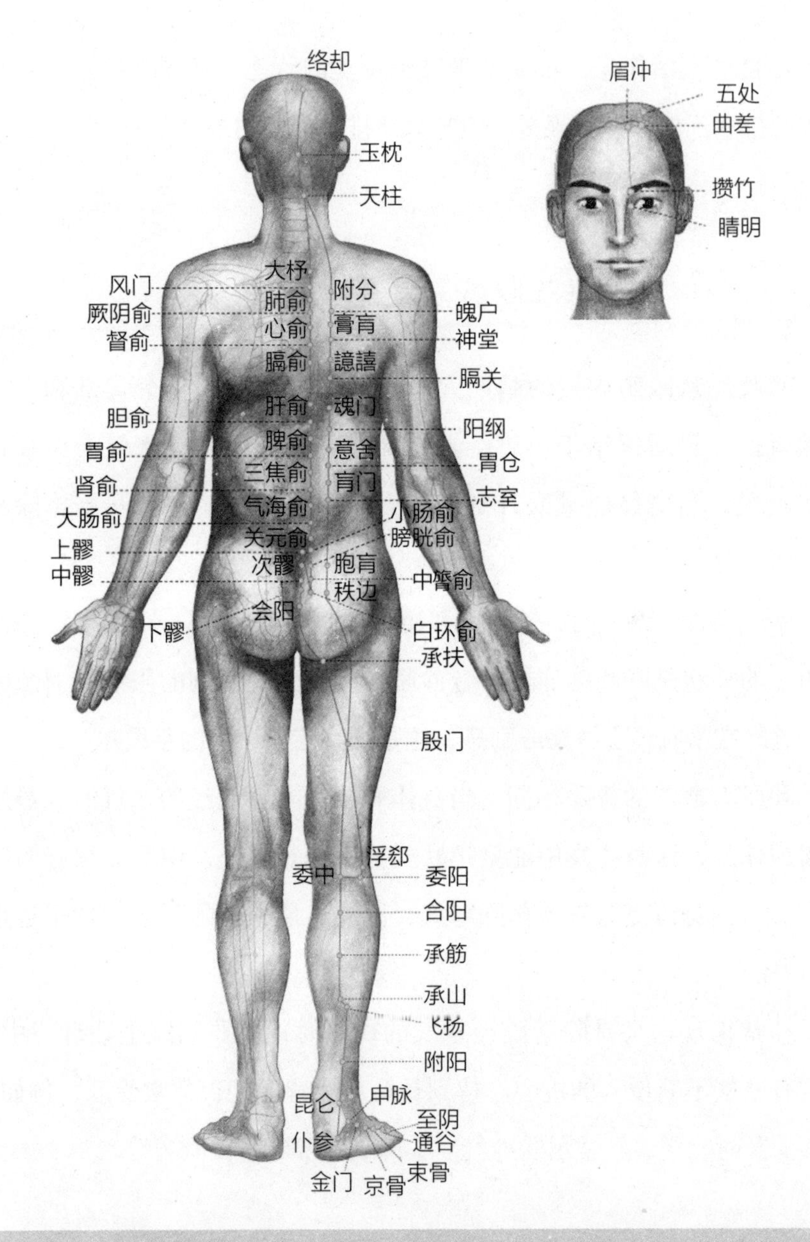

图36　膀胱经起始于眼睛内侧的睛明穴，经后脑和背部，再经大腿后侧直到脚趾

排除肺脏寒气的反应

肺里的寒气是身体最深层的寒气，可能是一次较严重的受寒，或者在经络里的寒气存在太久，逐渐往深层移动所留下来的。这种寒气的排除，需要较大的能量。

常有网友问我如何排除寒气，多数人都期待有立即就能把寒气排出的药或按摩方法。实际上并没有这种方法，这就像我们皮肤受了伤只能在伤口上涂消炎药，伤口的修复是身体自己做的。**排除寒气也是身体自己做的，当身体有足够能量时，才会展开排除寒气的工作。**

儿童之所以经常伤风感冒，并不是身体抵抗力不足，相反的是他们的血气能量很高，只要稍有寒气进入身体，立即激活排除寒气的工作，就出现伤风感冒的症状，如头痛、水泻、胆经痛、膏肓穴疼痛（肩颈酸痛）及清晨四五点的盗汗等。

其中的水泻和肠炎的腹泻非常类似，但是仔细观察又有很大的不同。肠炎的腹泻，在泻之前会有腹痛感，泻之后痛感仍在，而且泻个不停，一天之内可能泻一二十次，泻完之后会有虚脱的感觉，气色愈泻愈差。

排寒气的水泻，泻之前也有腹痛的感觉，泻之后痛感立即消失，并且感觉很舒适，同时一天之内最多泻三至五次，泻完之后身体没有任何虚弱感，气色不会因为水泻而变差。一个朋友连续水泻了二十多天，原来因肺虚略黑的脸色愈来愈白，气色愈来愈好，身体愈来愈轻松，一个月之中，大腹便便的啤酒肚就此不见。

虽然水泻和腹泻都是在大便时排出许多水分，但腹泻的大便中水和粪完全混合，呈黄色状。水泻的大便，则呈灰色状，水和粪有时是分离的，大便中偶尔有颗粒状的固体。许多孩子在感冒的后期都会出现水泻，泻完之后，感冒大概也好了。

胆经痛常被诊断为坐骨神经痛，常常出现在中年以上的人身上，这些人没有能力排除肺里的寒气，但身体仍尝试进行排除肺寒的修复工作，因而经常处于肺热的状态，就很容易出现这种疼痛。

排除肺中寒气，有时会出现发热的现象，这种发热和肠胃炎的发热不同，并不是细菌引起的，而是身体中的肺气（肺的能力）和寒气僵持不下，无法顺利将寒气排出。**这时使用抗生素的效用不大，最好**

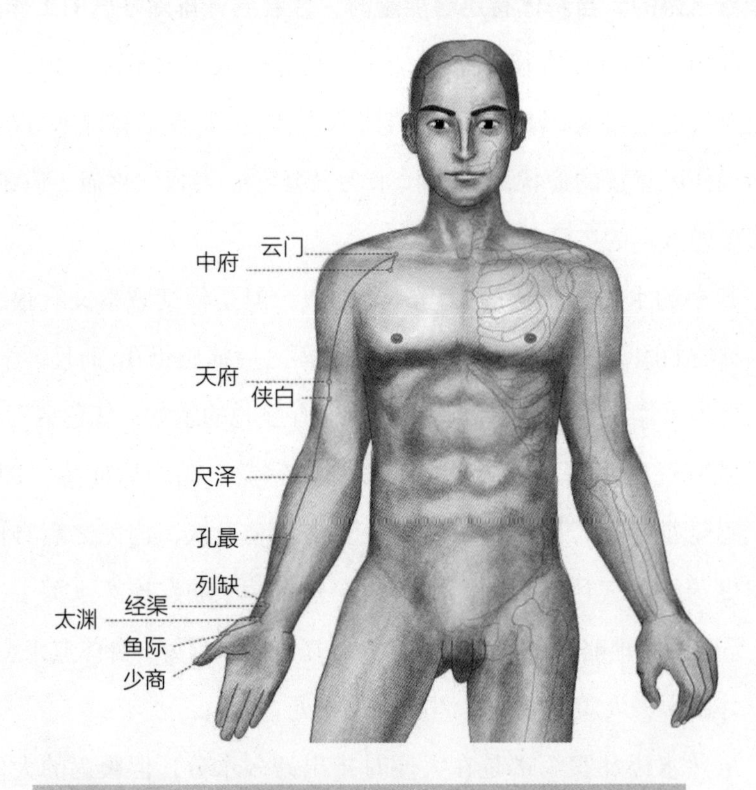

图37 肺经起始于肩部的府中穴，到拇指的少商穴

按摩手上的肺经，提升肺的能力，使身体能顺利将寒气排出。这种按摩有可能会很痛，儿童较难忍受，可以用中医推拿用的经络油，或利用热水加米酒（或黄酒），比例为一比一，温度以孩子能忍受的程度为宜。用手沾经络油或热酒水，在肺经上由胸往手推，可以有效退热。

第三章　中 暑

有时候中暑的症状很像感冒，也会出现打喷嚏、流鼻水和头痛。许多人在夏天打高尔夫球，常常在打完球后一两天就出现感冒的症状，我们戏称是“高尔夫球症候群”。这些人在打完球之后，进入温度调得很低的空调休憩区，环境冷热的迅速变化，导致心脏的热散不出去，造成了中暑，伤害了心脏。在夏天运动之后喝冰水也会造成类似的伤害。

当身体运动之后，心脏由于高负荷而需要不断地散热，因此，身体会通过大量的流汗把热量排出去。当过热的心脏温度降低回到常态之后，流汗才会慢慢停止。在这个过程中身体有一个自动控制的体系，可以从各个部位感知热是不是散了，也就是感知身体是不是变凉了。此时如果喝几口冰饮料，或进入低温的冷气房，或用冷水冲洗体表的皮肤，会在口腔或皮肤瞬间造成强烈的冰凉感，这种冰凉感会很快传到大脑，

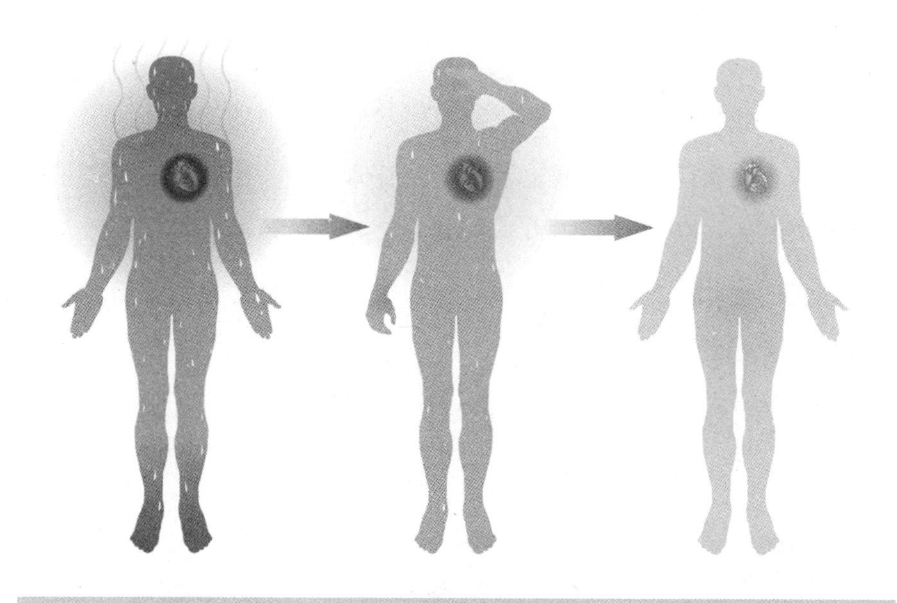

图38　运动后身体和心脏都呈现高温状态，经过逐渐冷却之后，身体和心脏才慢慢回到正常的温度

使大脑产生身体已经变凉的判断，随即停止散热的工作。大多数人都有这样的经验，满头大汗时喝了冰水，汗很快就止了，就是这个道理。

但是这些冰凉感来自口腔和皮肤，心脏周围仍处于高热之中。也就是大脑被口腔和皮肤的冰凉感误导了，以为全身都凉了，因而终止了散热的程序。实际上这时心脏仍处于高温之中，心脏表面的肌肉很可能会由于过热而造成了损害，形成了心肌炎，严重时会立即晕倒，轻则出现中暑的症状。

传统上认为冰水对健康是很不好的，特别是在运动后全身发热时，如果喝了冰水很容易造成对心脏的伤害。心脏的受损必定使其功能受到影响，造成血液循环以及全身各个组织的功能和新陈代谢变差，自然形成了肥胖。

有一次我把这种观点和一位美国朋友分享，他的反应让我极为惊讶，他认为冰水的热量很低，不可能让身体发胖。他的想法代表了西医的普遍概念，从化学的观点，把人体当成一个单纯的机体，吃进去多少热量的食物，扣除了身体的消耗，剩下来就是多余的热量，也就成了肥胖的来源。

中医把身体当成一个有生命的机体，具备高智能的自动控制体系。

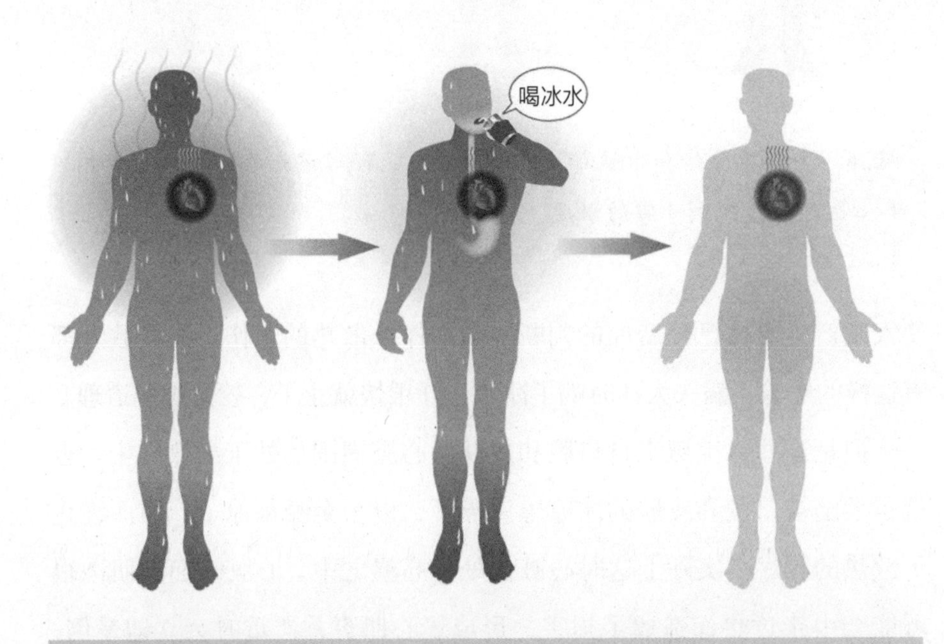

图39　运动后心脏呈现过热的状态，需要不断地散热。这时如果喝冰镇饮料，会使身体局部呈现低温的状态，造成大脑错误的判断，以为身体已经变凉了，因而，终止了心脏的散热工作，使心脏因过热而造成损伤

冰水进入身体之后，中医的想法就不会像西医那么单纯，除了化学的因素之外，还必须从物理学和自动控制学来思考。

肥胖已经成为美国医学和社会上的大问题，去过美国的人都知道，大多数的美国人，整天喝的都是冰箱里的饮料，就算运动后满头大汗，也一样拿起冰水大口大口地灌。很可能他们喝冰水的习惯才是肥胖的真正原因。

十九世纪是化学的时代，二十世纪是物理学的时代，我想二十一世纪应该是系统学的时代了。也许等哪一天物理学中最基本的检测指标“比重”，进入体检的项目时，医学体系才算真正进入物理学的时代。等到西方医学开始思考各个器官之间的关系时，建构人体的完整系统模型，才算进入了二十一世纪，我们需要耐心等待。

实　例

一个朋友才三十四岁，就得了心肌梗死，我和他一起回忆从小到大的病史，找到了一个可能的病因。他在高中时很喜欢打网球，有一次打了网球之后，在很热的情形下喝了一罐冰饮料，才喝两口就当场晕倒送医急救。从那次晕倒之后的第二年开始，每到夏天早晨他都不太容易起床，而且起床之后都很累，总有愈睡愈累的感觉。这些是身体修复曾经受损心脏的症状。很可能那杯冰饮料，是他后来得了心肌梗死的罪魁祸首。

第四章 胃或十二指肠溃疡的反应

曾经患过胃或十二指肠溃疡的人，在调养血气时，经常会出现胃部胀气、闷痛、呕吐、口臭、上牙龈疼痛等症状。主要是溃疡会在胃的表面留下长期难以愈合的伤口。

胃或十二指肠溃疡的患者，当发病时，鼻翼两侧会出现红晕。这种红晕很像感冒打喷嚏后鼻翼发红，如果红晕的色泽很深，范围也较大，就有胃出血的可能。通常这种患者，只要工作压力大或生气，整个鼻子和鼻翼都比周围红，**如果鼻翼出现特别红的状况，就是中医所说“胃火盛”的现象，胃里面大概就溃疡得很严重了**。过一段时间，压力去除了，鲜红退去，鼻翼呈现出较周围暗沉的颜色。这时虽然不再有胃部不适的症状，但是胃里溃疡的伤口并没有完全康复，就像在鼻翼留下的暗沉一样，留下了受伤的痕迹。等身体有多余的能力时，就会重整这些旧伤，出现另一种胃部的不适。

建议有溃疡病史的患者，每天照镜子时，应该特别注意鼻子及其周围的色泽变化。当这些部位呈现出偏红的色泽时，就是身体已经承受过大压力的警讯。这时就需要进行适当的调整，减轻压力或释放闷闷不乐的情绪。

患溃疡的患者多半在性格上属于追求完美并且思虑较多的人，所谓“思伤脾”，就是脾胃疾病患者的典型性格。当调养过程造成他们的胃部出现新的不适时，这种多虑的性格，使他们多半会怀疑是调养的方式所造成的，所以立即停止继续尝试，往往因而错失调养的机会。当然这也和大多数人“不舒服就是生病”的传统认知有密切关系。

当身体开始修复溃疡的伤口时，会出现轻微的症状如胀气、闷痛，严重的症状会出现呕吐。通常呕吐会出现在使用某种保健食品的调养手段中。例如，强力的抗氧化剂能迅速激活溃疡伤口的修复工作，但是使用的剂量稍大时，很可能立即引发呕吐。这时应该暂时停用这种产品，休息一两周后，再从很小的剂量开始使用，等胃部适应了，再逐步加大剂量。

在修复溃疡的过程中，有时也会出现口臭，这属于“胃火过盛”的症状。有些人有经常性口臭，实际上是长期处于压力或情绪因素造成胃或十二指肠的溃疡，身体能力又不算太差，能经常进行修复的工作。因此，身体处于损伤和修复之间的不断循环，于是形成了经常性的口臭。只有去除压力或改善性格，不再创造新的溃疡，身体不再进行修复工作，这种口臭才会消失。

第五章　排除体内化学物质的反应

在调养的过程中，常常皮肤上会出现红疹，这很容易被诊断为荨麻疹或皮肤过敏。在我们的经验里，这一类的红疹多数，可能是体内化学毒素的排泄。许多长期服药过多的人，在调养了一段时间之后，身体血气上升，就出现皮肤上的红疹或痕痒。这时最好的策略是在皮肤上涂抹可以止痒的芦荟水，忍耐几天让其自然消失。**这种红疹有时会大量出现在背后的膀胱经上，膀胱经是身体所有经络的排泄通道，各个脏腑的垃圾最终都可能从这条经络中排出。**

一个长期夜间工作的朋友，由于经常头痛而习惯服用止痛剂。在调养了几个月之后，有一天他的背后出现许多很痒的红疹，把衣服拉开之后，他的背部呈现一片片深浅不一的红疹。仔细观察可以看出，红疹呈现得非常规律，和体内的脏腑相对应，就像体内脏腑在背部的投影似的，可以明显地看到肺部和肾脏的形状。

自然界的矿物分为有机矿物和无机矿物两种，在性质上是完全不同的。无机矿物是自然界原始存在的。有机矿物则是植物从土壤中吸收了无机矿物后，在植物体内合成的。

我们平时餐桌上吃的都是动物或植物性的食物，除了盐和水之外，只有很少量混在水或其他食物中的无机矿物。素食的动物从植物身上吸收有机矿物，荤食的动物则从其他动物身上吸收有机矿物。人类也是一样只能吸收除了盐和水之外的有机矿物，没有能力吸收大量的无机矿物。但是我们生病时却要吃下大量由无机矿物制造的西药，在逻辑上是说不通的。

目前大多数的止痛剂能够对付身上各种疼痛，这些药物吃进身体时会平均分布在各个内脏里。几乎所有的止痛药都是化学合成的无机矿物制品，身体很难处理。大多数人生病时身体的能力都较差，吃进去的止痛药进入了脏腑之后，就停留在脏腑中。当他改正夜间工作的习惯后，血气逐渐上升，身体有了足够的能量，就开始把那些积存在脏腑中的化学物质排出来。

通常脏腑中的垃圾，必须经过肝和肾的处理和过滤后再排出体外。对于身体而言，这些化学合成的物质是身体无法处理的毒素，**为了避免对肝或肾造成伤害，身体选择从皮肤将之排出，这样的途径最短，对身体可能造成的伤害最少。**

这样的推理逻辑，可以完全解释这个朋友背部红疹的现象，后来有几个动了腹腔手术的朋友，也在调养了一段时间之后，手臂上冒出了红疹，长红疹的部位都是三焦经的范围。三焦即是身体的胸腹腔。在

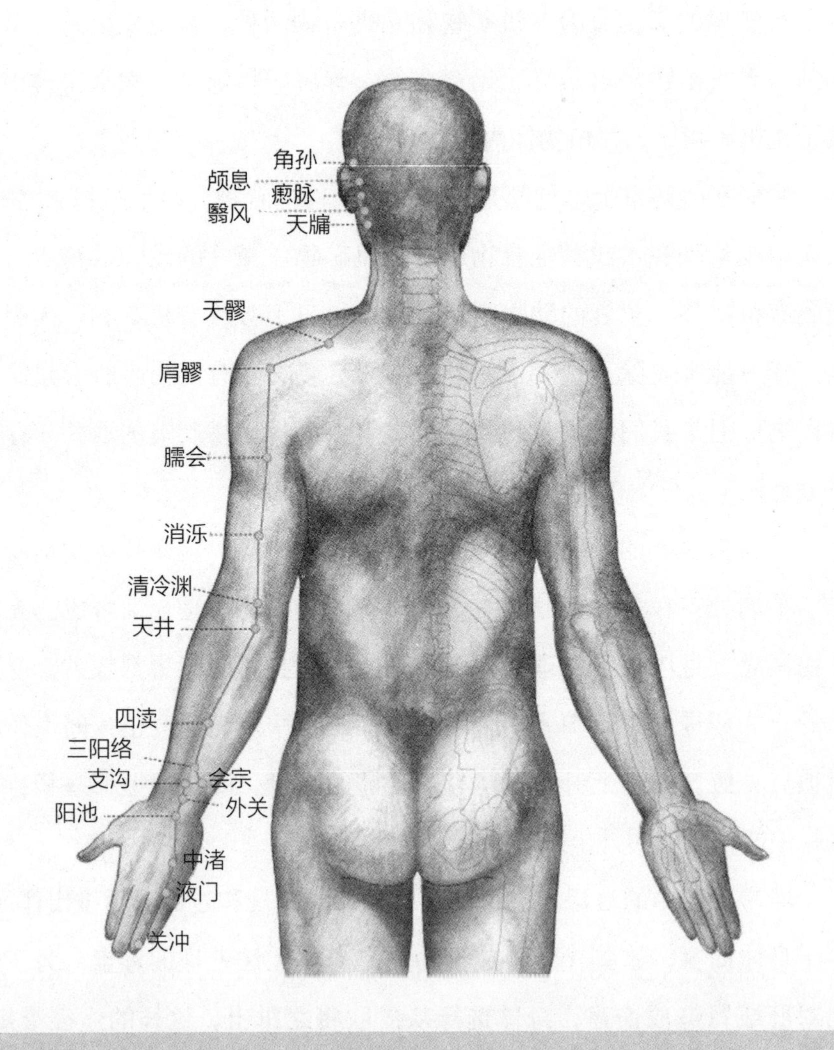

图40　在胸腹腔手术后，调养得当，会在手臂三焦经的部位出现红疹的排药反应

胸腹腔手术时，可能会在胸腹腔中残留消毒的化学药剂。手术之后经过调养，身体有能力时，会将这些化学药品循着经络排到手臂的皮肤上。

这种红疹通常在一两周内都会自行消失，即便是整个背部长满了红疹的朋友，症状也在两周后就完全消失。明白了这些红疹的原因之后，当朋友出现类似的症状时，就建议他们擦可以止痒的芦荟水，缓解症状。

看过几个朋友的排药反应之后，明白只要身体有足够的血气，就有能力把西药排出，我对于西药的排斥反而减低了。例如，我做牙科手术时，仍然会依照医生的指示使用必要的抗生素和止痛剂。但是手术之后，一定在家好好休息，让身体处于较好的状况，把残留的西药排出去。

有时候身体正在排寒气，症状很严重，可是遇上原来排好的重要行程，我也会利用西药暂时把症状压制下去，等事情过了，在家好好休息几天，身体再度激活排除寒气的工作，把寒气排净。

第六章　大小肠修复的反应

小肠的长度大约三至四米，大肠也有一点五米，都是很长的器官。小肠、大肠是人体最容易滋生细菌的器官，细菌在肠道内除了利用食物的残渣生存之外，还会对肠壁造成伤害。同时，大多数人的肠道内都会积存大量的宿便，因而形成大腹便便的现象。

当身体血气上升时，会启动大小肠的修复功能，这时会出现腹部胀气、便血、排出黑色大便、脸上和上手臂长粉刺，也可能使小臂和小腿前侧出现类似异位性皮肤炎的症状，如果本来有硬皮症的人，会在硬皮的部位出现非常痒的症状。身体修复大肠时，嘴唇上经常会出现类似脱皮的白色痕迹。

修复小肠时，有时会出现严重的眩晕（天旋地转），主要是修复的工作使得耳前的听宫穴（小肠经）异常肿胀，挤压了耳内的平衡系统所致。这时最好立即卧床并闭眼静养，大约两三个小时后，等到穴位

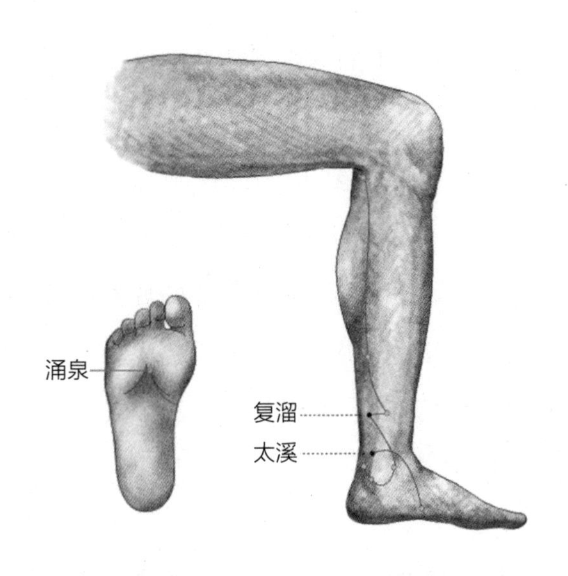

图41　肾经的复溜、太溪和涌泉三个穴位，是提升肾气很有效的穴位组

的肿胀平复，症状自然消失。这种情形会反复出现。身体修复不同区域的小肠，会反映在小肠经不同的穴位。因此，身体再次修复同样对应于听宫穴区域的小肠时，还会出现眩晕的症状，直到那段小肠完全修复为止。

小肠和心脏互为表里，小肠的真正问题在心脏。心脏的修复是件麻烦事，需要长时间养足血气。然后选择一个夏天，完全停止工作，让身体充分睡眠，才有足够的能力和时间处理好心脏的问题。心脏的问题去除了，小肠的问题才会慢慢消失。

一个朋友长期有这种眩晕的毛病，主要是他的生活劳逸不均，总是忙一阵，休息一阵。每次短暂的休息，身体无法产生足够的血气能量，激活修复心脏的机制。

一个香港朋友年逾八十的母亲，在冬天反复出现了眩晕，看了医生没有效果，于是写信问我处理的方法。小肠的修复应该在夏天（小肠和心脏属火，多半在夏天修复），冬天身体大量的血气耗费在保温上，不应该出现这种问题。发病时正好是寒流来袭，气温突然下降的时候。这种情形大多数人都会出现肾气突然下降的现象，我判断老人家可能因为肾气太弱使心火相对显得太高，才引起小肠的躁动。因此，建议朋友按摩她母亲肾经的复溜、太溪和涌泉三个穴位。没几天就收到朋友的来信，症状完全消失了。

2007.12.30 May的来信：

母亲前两天不知是否修复小肠，早上三四点钟起来就觉得眩晕，张开眼睛，便觉天旋地转，又要呕吐，以前从来没有这种情形。

由于她半夜勉强起床，所以到现在即使扎了针，稍微好了一点，但仍觉很眩，到医院检查，所有指标都没有问题，我刚看过您写的一篇有关眩晕的文章，心里稍微安心。出现这个情况，是否过两三天会自然好。以后修复小肠的话，也会再重复的，可有什么症候可以事先觉察得到？

2007.12.31 吴清忠回复：

眩晕应该是小肠引起的，这种情形只是耳前小肠经听宫穴的经络肿胀造成的，是物理性的问题，不是器质性的病变。由于症状很特别，很容易造成心理的紧张。因此，请先不要太担心，应该过几天就会停止了。这种情形很难预料什么时候会再出现，每次出现尽量卧床不动，不睁眼睛，三四个小时后自然消失。

这种修复的工作，由于主流医学完全否认其可能性，很少有人做这方面的研究，几乎是一片空白的领域。因此，很难预料身体会做哪些事，出现哪些症状。

2007.12.31 May的来信：

母亲的情况的确是这样，不能张开眼睛，连头也不可随便转动，否则眩晕剧烈，又作呕吐。听到您这样说，我也放心多了。

照道理，冬天的气血，多用作内脏的保暖，如果这个时间修复小肠（其实有没有可能是代表修复心脏？），是不是表示母亲的气血比较充足呢？

2008.01.01 吴清忠回复：

冬天身体没有能力从事心脏的修复，老人家的血气更不可能那么高。可能由于这几天的寒流，气温突然下降使肾气太低。“肾属水，心属火”，肾气下降，相对的使心火呈现过盛的现象。心和小肠互为表里，心火使小肠呈现异常躁动，因而产生这个症状。可以通过按摩复溜、太溪和涌泉等肾经的穴位，并且加强家中的保暖，提升肾气。这个季节她应该不会修复心脏或小肠，虚火引起的可能性更大一些。

2008.01.09 May的来信：

果然按摩母亲肾经（复溜、太溪、涌泉）后，眩晕的情况好得比较全面，我想每逢气温突然下降时，按摩肾经是可以预防的。

这个例子说明在中医理论中，气候是一个非常重要的因素，当气温出现大幅变化所出现的各种症状，大部分都是气温变化引起的。**这时就要按着春天和肝有关、夏天和心有关、仲夏和脾有关、秋天和肺有关、冬天和肾有关的逻辑思考。**这个例子也说明了中医的诊断，需要通过一层一层的推理,找到真正的病因。通常找到原因治疗就变得很简单了。

身体修复大小肠时，在修复的部位可以摸到明显的血脉跳动。患者平躺在床上，用手按压腹部，就可以摸到跳动的部位。在腹部外侧周围是大肠的修复，在肚脐周围则是小肠的修复。跳动得愈猛烈，说明身体修复的力度愈大。这种血脉跳动，说明在那个部位集中了大量的血液进行修复工作。

第七章　病由心生

现代医学有临床医学和心理学之分，临床医学又分成许多学科，如内科、外科、心脏科、肠胃科、泌尿科……医生之中也有临床医生和心理医生之分。临床医生又分成内科医生、外科医生等，各科只管本科的疾病，称为专科医师。例如，心脏科医生不管肠胃科的疾病。

中医理论心理和生理是一体的，是互相影响而且不能分科的。

肝主怒、心主喜、脾主思、肺主悲、肾主恐。这是中医对于五种主要情绪和五脏之间关系的陈述。也就是说怒伤肝、喜伤心、思伤脾、悲伤肺、恐伤肾。而怒伤肝，肝伤了人更容易怒。多数情绪都很容易进入这种恶性循环圈。

开始时可能偶尔发怒，随着“怒伤肝”肝火愈伤愈旺后，发怒的频率愈来愈高，本来一星期一次，慢慢地进展到两三天一次，最终演变成每天发怒，甚至经常处于怒气充盈的状态。这样的人是无时无刻不在“伤肝”中,这时得肝癌的机会就很大了。实际上怒和急都会伤肝,患肝癌的人不是很容易发怒,就是性子很急。

脾主思,思的情绪就是我们常说的钻牛角尖,而且还时时记挂着不愉快的事。开始时只是略有这种倾向,偶尔钻牛角尖、生闷气。随着时间的推移,情况愈来愈严重。最终发展成天天甚至时时都在钻牛角尖、生闷气,这时就有很高的机会演变成胃癌。

每一种情绪都会发展成这种恶性循环圈,而形成一个人强烈的情绪特征,俗称为习性。大多数重病症患者,都有很严重的特定习性,就算找到了正确的生理调养方法,也只能略微提升人体的能量,其功效难以和特定习性所造成的伤害相抗衡。

情绪所造成的内脏伤害,在相当长的时间,身体并不会有不适的感觉,只在气色或外观上有些微的变化。情绪上的变化,由于是渐进式的,自己和周围的人不太容易发现。现有的健康检查手段,并不检查这种性格上的问题。情绪所造成的生理伤害,通常都必须到非常严重时才会被检查出来。

身体在很长的时间里,不断在调养和情绪伤害所形成拉锯战中度过,除非患者改变了习性,减少生气的频率,否则再好的调养手段都注定失败。几乎所有的慢性病都是如此,患者必定在生活中执着于某种特定的习性,不断地在身体同一个脏腑造成伤害而不自知。

一个朋友婚姻不幸福,她全心爱着丈夫,到了完全没有自我的程度。丈夫却始终外遇不断,即便如此她仍然全心地爱着丈夫。当她谈到这里,我脑中浮现出一个想法,“这个人大概得了子宫方面的疾病”,但不好意思直接说出来，只是问她得了什么病？她说得了癌症，我立刻又问她，是不是子宫癌，果然猜对了。从性格推断疾病，大多数都很准确。

长期观察各种慢性病患者，发现几乎每一种患者都有一定的性格倾向，可以说“什么样的性格生什么样的病”。在这个例子里，一个完全忽略了自我的人，最可能得的重病是大肠癌和子宫癌。她最大的愤怒来源是她的性伴侣，生病的部位就会在和性有关的生殖器官上。因此，我排除大肠癌直接推断到子宫癌。

佛经里说：这个世界由心所造。这句话用在慢性病上确实如此，大多数的慢性病都和情绪有密切的关系，都是自己的心创造出来的。

生气的机制

生气是许多人创造疾病的另一种方式。

从中医的概念上讲，人体的各种情绪都是从心发出的，怒气也不例外（图42）。怒气产生的负能量会从“心”经由相克的途径，往其他脏腑发展。“心属火，肺属金，火克金”。怒气的负能量会从心转到肺，如果停留在肺，将会造成严重的肺积水，很容易致命。在重症病房里，常常有患者一生气，第二天就由于严重的肺积水而造成心肺衰竭，导致死亡。这种情形很可能是怒气的负能量无法转移至肝脏，而直接由肺来承受，才造成肺积水。也就是这种情形的患者，很可能是被气死的。当家中有重病患者时，家属应知道患者的愤怒是具有致命危险的，应该极力避免。

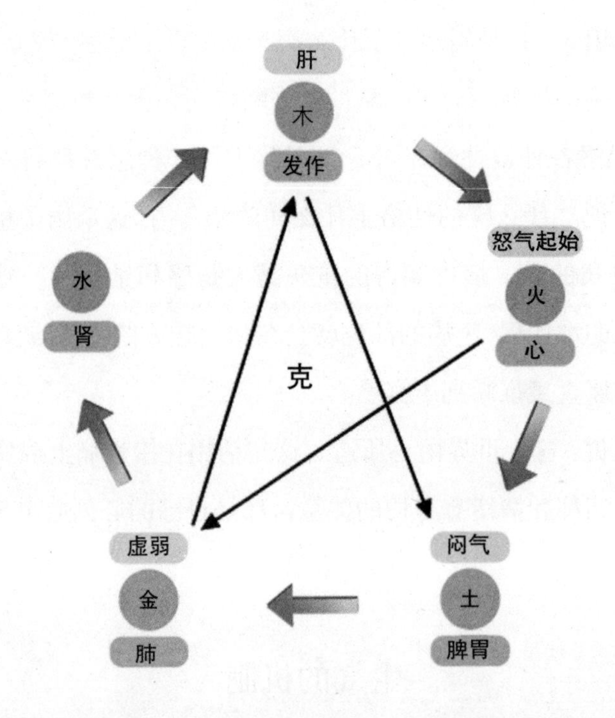

图42　生气产生的负能量，根据不同的生气方式，造成不同器官的伤害

正常的情形，如果血气能量充裕，身体会将负能量进一步往下一个脏腑转移。“肺属金，肝属木，金克木”，怒气的负能量会循着相克的途径转移到肝脏，肝脏是人体再生能力最强的器官，足以承受怒气的负能量所造成的伤害。因此，当怒气发作时，肝就成为最终负能量着落的器官。

有些人的怒气并不发作，而是隐忍下来，也就是生闷气，这时怒气的负能量又循着相克的逻辑往下一个脏腑转移。“肝属木，脾属土，木克土”。隐忍的怒气会进一步转移到脾胃，这时有两种可能的发展方向。

血气能量很充足的人，会由脾脏承受怒气的负能量，使人体产生许多白细胞。过多的白细胞会攻击本来就存在于肠胃的细菌，造成高烧不退。如果血气很高，则可能突然间增加数万至数十万个白细胞。许多被医生判定为白细胞过多症的人，可能只是生了闷气而已。从中医的血气能量观点看，血气不够高的人，没有能力在短期间产生大量的白细胞。大多数这种疾病都出现在本来身体非常强健的年轻人，或血气很高的儿童身上，说明这种推论的可能性。

这种隐忍怒气的行为，对于血气不太高的人，脾脏没有能力承受，转而由相应的腑（胃）来承受，这时就很容易形成胃或十二指肠溃疡。一如所有的情绪都会进入不断恶化的恶性循环，这种隐忍怒气的行为逐渐成为习惯之后，最终就很容易演变成胃癌。大多数的胃癌患者，其性格上的特征就是经常生闷气，而且久久不能忘怀。

另有一种怒气，既不发作，也不隐忍，而是忽略。在怒气从心转到肺之后即消失了。这些怒气是由与肺相应的大肠所吸收，这种情形则很容易形成便秘。

癌症患者的调养，常常无法克服的问题，是如何改正患者的这种习性。生理上的治疗，主要为了争取足够的时间让患者有机会改正习性。

如何减少怒气的伤害

生气，发作了伤肝，隐忍了伤脾胃，忽略了伤大肠，血气太低时还会造成致命的肺积水。似乎只要怒气产生了，就无法避免对身体的伤害。可是人总有七情六欲，不可能不生气。最好我们能了解自己生气的模式，就能找出减少生气伤害的方法。

想象我们胸中有许多怒气的小瓶子，每一个瓶子对应着我们周围的一个人，我们经常生气的对象，多数是和自己非常亲近的人。当我们对某一个人有什么不满意，可是又不好意思明说时，就把这点不满意放进对应这个人的瓶子里。今天放一点，明天又放一点，有一天瓶子放满了，又出现了一件不满意的小事，可是瓶子已经满了，怎么办？这时你的情绪已经到了“忍无可忍”的地步，于是怒气就发作了。这时不是只把最后的那点不满发作出来，而是把长期点点滴滴放进瓶子里的怒气，一股脑儿全倒了出来。对方这时常常会出现一脸的茫然，心想：“又没什么大不了的事，以前这种事又不是没出现过，怎么生这么大的气？”我们自己则常常在脾气发作到一半时，已经不记得今天生气的真正原因，只觉得这个人太可恶了。

这是大多数人生气的模式，多数情形怒气的发作都是这种“零存整付”的模式。中国人的儒家思想，教导人们温、良、恭、俭、让的美德，忍让成为美德的一种。人和人相处，总会发生摩擦，大多数的中国人从小就被教导要把许多小的不满隐藏起来，“这怎么好意思说，算了！”是许多人经常在心里嘀咕的。

其实许多小不满，只要适当地沟通，最多小吵两句，就能化解。

这种小吵的争执，对肝的伤害会比真正的大怒小得多。充分地沟通，就会把瓶子里的小不满倒掉了。学习不再累积不满，是避免生气造成伤害的最好方法。

工作场所和家庭是大多数人最容易产生怒气的地方，这两个地方的对象都是非常熟悉和亲近的人，最好大家事先沟通好，有小事就直说，建立健康的沟通环境。夫妻之间，更要建立好“床头吵、床尾合”的默契，才能让大家都减少许多怒气的伤害。

当无法避免的怒气出现后，无论是发作或隐忍或忽略，肝火都会上升，这时最好能及时按摩肝经的太冲穴和背后膀胱经的肝俞穴，或热水泡泡脚，疏泄肝气。经常发怒的人，则最好天天做这些保养的工作，避免肝火的上升，不但能降低怒气的伤害，更能减少怒气出现的频率。

便秘的性格

便秘是现代人常见的疾病，现代医学把它归类为生理疾病。我观察了许多便秘患者后，发现便秘也和性格有密切关系。

一个朋友带她十四岁的女儿来找我，这个女孩长期便秘，总是三四天至一星期才上一次大号，常常要借助甘油帮助。

我问她母亲：“她是不是老幺？”

母亲：“是啊，这和便秘有关吗？”

我：“是的，老幺比较容易便秘。”

在台湾，大多数家庭都只有两个孩子，其中老幺似乎便秘的几率比老大来得高，每次我这么猜都很少出错。虽然老幺常常是家里最受宠爱的孩子，但是也是家里意见最不受重视的孩子。大多数情形老幺表达意见时，父母和兄长都会为他的童言童语而觉得他可爱，却不会认真地听他说些什么，总认为他不懂事，他的话一定不重要。

可是对于老幺幼小的心灵而言，只觉得他真正想表达时，都没人听。反而说了某些话，却引来大家开心大笑，这样的环境变相地鼓励他经常讲些大家会笑的话。慢慢地了解了家人想听的是什么，他就尽量讲些别人想听的话。久而久之，他不再表达自己的意见，特别是不满的意见更不会轻易说出来，情绪上的垃圾就开始在心里累积。心理上的垃圾不能排除，生理上的垃圾排泄也跟着出了问题。这样的性格，我称之为便秘的性格，心理上的便秘性格，会引发生理上的便秘。

我继续问母亲："她是不是很少表达自己的意见？"

母亲："才不会呢，她是家里最多话的一个。"

我："我们试一下吧。"

我转头问孩子："你觉得便秘好不好？"

孩子看着母亲回答："还好啊！"

我："你想不想改善目前的便秘问题？"

孩子还是看着母亲回答："都可以呀！"

我："你不觉得目前的便秘对健康不好吗？"

孩子："还好啦！"

母亲这时脸上才露出惊讶的表情，她总算明白为什么我说她的孩子不表达意见，孩子的多话并不表示她表达了自己的意见。这种模棱两可的回答，主要是母亲没有给她暗示。长期以来，她总是回答母亲期待的答案，今天母亲没有意见，她只好小心地回答。察言观色是这一类孩子的专长，是他们讨得家人欢心的法宝。当一些聪明的孩子，很懂得察言观色时，父母就要小心了，很可能他的便秘性格已经形成，已经开始隐藏自己的想法。

这种便秘的性格，往往在幼年时就形成了，当孩子长期无法表达负面的情绪时，为了生存，会发展出忽略这些负面情绪的逃避型性格。这种性格最终会发展成对自己的健康漠不关心，生病时除非父母强烈要求，不会自己求医诊治。即便生了病需要治疗，也不是为了使自己恢复健康，而是为了满足周围亲人的要求。这样的患者最大的麻烦是当其生命受到疾病威胁时，根本没有丝毫的求生意志。当患者没有求生意志时，再好的医疗技术也很难发挥作用。

这样的性格在幼年成型，长大之后很难改正，使得这种便秘的治疗变得非常困难。除了必须从生理治疗着手之外，还要做心理的治疗，从纠正孩子模棱两可回答问题的方式开始，同时鼓励孩子表达自己的意见。最好在孩子很小时，就要像对待成人一样对待他，认真地听孩子每次的说话，并给予正面的响应和鼓励。

家中除了老幺特别容易有便秘的性格之外，有时老大也很容易有便秘的性格，这种情形多半出现在父母非常强势的家庭，虽然在家排行老大,一样没有表达的机会。有一个孩子严重便秘,原来是他的母亲很强势，总是要求孩子按着自己的想法做事。还有一次遇到一个父母早逝的孤儿，由姑姑带大，姑姑忙于工作，孩子在成长的过程中，很少有对象可以表达心里的想法，长时间累积的结果，就形成了严重的便秘。

虽然家中的老幺比较容易形成便秘的性格，但是孩子成长的过程中，如果经常处于表达压抑的状况，无论他排行第几，都可能形成便秘的性格。而且这些性格的养成往往在两三岁或更早之前。因此，为人父母者不可不谨慎。

有些工作环境也会创造出便秘的问题。一个做了十几年秘书的朋友，由于老板很强势，她面对老板时经常只有听的份。还好老板常常出国，只要老板在办公室多待几天，她就感觉有压力而开始便秘。老板一出国，大便就特别顺畅。秘书和老板在表达上是不平等的，秘书只能听命行事，没有抱怨的权力。

头发掉光了，怎么办

一个朋友得了一种怪病来找我，她十天之内满头的头发快掉光了，到医院去，医生告诉她是情绪上受了严重的打击。但是她始终找不到情绪上的问题。

我看到她的鼻翼两侧有点泛红，再三确认她没有感冒、打喷嚏，那应该是十二指肠或胃溃疡的症候，说明她正在生闷气，而且这种闷气不是来自她先生，或和她感情有关的人。这是很少见的情形，因为一个四十多岁的女人，生的闷气多来自她的另一半。但是这种闷气不会造成溃疡，却会形成乳房的肿块，严重时会转化成乳腺癌。只有工作上持续的闷气或压力才会造成溃疡，但是她却是位不上班的家庭主妇。

我怀着满心的疑惑问她:“请你想想，最近一两个月来，有没有哪件事惹你生很大的闷气?这件事你没有人可以倾诉，也没有办法解决，心里却始终放不下，而这次的生气和你的先生或男女的感情无关。”

她立刻问:“你是如何知道的，确实有一件令我生气了两个月的事，那件事也确实和我先生无关。”讲到这里，她的眼泪就掉下来了。

原来她参加小区的活动时，和一起活动的人发生了肢体上的冲突。由于事出突然，她不知如何应付，在冲突中吃了亏，事后又不知如何讨回公道，只能离开那个她很喜欢的社团，她觉得非常委屈，又因为先生长期在外地工作，无处申诉。

当医生问她有没有情绪上的问题时，她只想到先生或家人，觉得几个月来都没有异状，无论如何都没想到这件事。她不讨回公道实在心有不甘，问我该如何处理。

我建议她有两个方向可以考虑。第一个是再去和对方理论或打一架，直接讨回公道，但这个方法有很大的风险，很可能架吵不赢，再一次受到伤害。第二个方向是用另一个角度看这件事，把这件事作为自己修行中的一个课题，设法改变自己的习性。

我首先请她衡量那次肢体上的冲突，对身体所造成的伤害，和目前掉头发的伤害，哪一个比较大?实际上那次的肢体冲突，被对方推了一把，在生理上并没有实质性的伤害，只是在心理上受到重创。而目前她却被从来没有出现的掉头发给吓坏了。当然是现在的伤害比较大，而且大得多。

我告诉她，其实她本来就有生闷气的习性，这件事只是突显这个习性，应该把握这个机会，正视自己的这个问题。对方既不是亲人，也不是必须每天共事的伙伴，在人生的旅程中，不过是个不相干的路人甲。那个冲突并没有造成实质性的受伤，可能在场的人如今都已经忘记了。只剩下她自己还记着，还在生气，更糟的是还造成掉光头发的严重伤害。从这个角度来看，她自己都觉得愚蠢。

我的劝说使她跳出长久以来心理上被困住的窠臼，回想自己的性格，确实很容易生气，而且持续很长的时间都无法忘怀。但是从来没想到生气会对自己造成这么大的伤害。那次的冲突，像个照妖镜一样，使她看到自己从来没看到的缺点。经过这次的倾诉，长久郁积在心里的委屈和怒气慢慢消失，鼻翼两侧的泛红褪去了不少。

过了半年，再一次遇见这个朋友，她的头发已经长出来了。这半年来她经常反省和检讨自己的人生态度，回顾自己生闷气的习性，潜心修正自己待人处世的心境。同时也注意调养生理和作息，身体整体的状况比以前更年轻得多，连本来困扰多年的皮肤问题，也改善了许多。

这次的掉发危机成了她人生反败为胜的重要转机，这个疾病冲击完成了它的真正任务。从这个意义上说，在生命中出现的疾病，不一定是完全负面的意义，如果正确面对，常常可以成为人生修行中非常重要的转变机会，就看我们如何面对。

在这个例子里，说明运用中医望诊和情绪理论能够对疾病做出精确的判断。找到正确的病因，有时不需要任何药物就能祛除疾病。病理的分析才是中医最重要的精华。

乳腺癌

常常听到朋友或社会上的名人罹患乳腺癌辞世的消息，总是让人感到震惊和惋惜。许多患者在发病之前，旁人都以为她们生活美满，但是罹患乳腺癌才暴露出她们婚姻生活不快乐的真相。

大多数乳腺癌患者是夫妻之间较弱势的一方，在彼此的沟通中只有听的份，很少有表达内心想法的机会，加上夫妻之间存在着难以解决的矛盾，才会成病。外遇是最常见的矛盾，受害的一方多数在很早期即能察觉问题，却无法求证，更无人可以讨论和疏解，形成长期的闷气。

生闷气对健康有很大的威胁，在工作上的闷气，会造成胃或十二指肠溃疡或出血。生“性伴侣”的闷气，则很容易形成乳房的肿块，严重时就转变成乳腺癌。中医称这种情形为“肝气郁结”。

如果按摩胃经胸前从气户穴到乳中穴的一段，会有疼痛感，就表示这一类的闷气已有不少积聚在身上了。虽然乳腺癌多数发生在女人身上，但是男人生配偶的闷气时，按摩胸前的胃经，同样会出现疼痛的感觉。这时就要开始调理，等到演变成乳腺癌，常常都已经太晚了。

调理的方式分生理和心理双管齐下。生理方面，调养血气当然是最基本的。同时要经常按摩肝经的太冲穴和胸前胃经的部分，以及背后膀胱经的肝俞穴，或热水泡脚，疏泄肝气，把生气所造成生理上的直接伤害减到最低。

心理的问题是疾病最主要的原因，因此心理的调理是祛病的重点，必须从改善夫妻关系开始。特别是男方必须做大幅度的调整，花更多

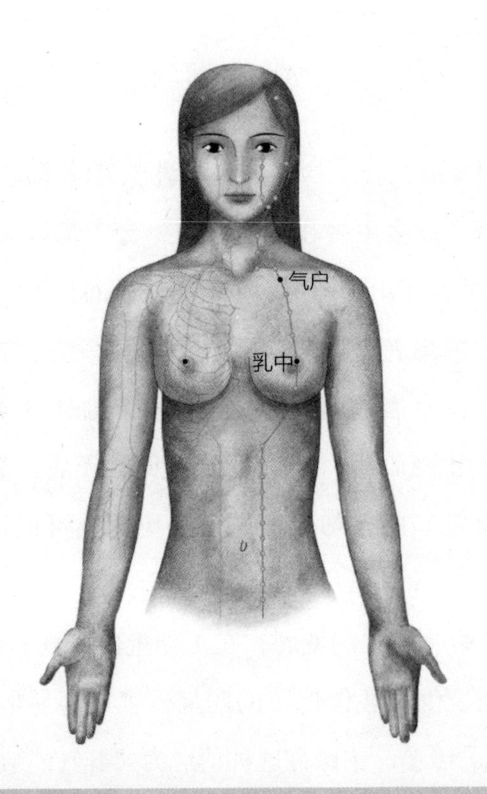

图43　生闷气伤的是胃的系统，女人生不同对象的闷气，伤在不同的部位。生性伴侣的闷气，伤在乳房附近的胃经；无关感情的闷气，则易患上胃溃疡

的心思倾听女方真正的心声。这种倾听并不是单纯地听，而是要真正理解女人的心事，做到女方要求的实质性改变。

例如，一个忙于事业的男人，自认为全心全力为家庭而忙碌，其实家中的财富早就足够，继续增加的财富多数对家庭不再有太大意义。这时男人的忙碌早就已经不再是为家庭，而是为自己自私的理想而已。

女人的眼里只有老公和孩子，男人的眼里却充满了全天下的竞争对手，唯独少了妻子和子女。他把妻子和子女当成自己的耳鼻一般，亲密而重要，但是却常常忘了把他们放在眼里和心里。许多女人很早就看到了这个问题,但是无论如何都无法让他的伴侣了解。虽然财富充裕，但是精神生活却极为贫乏。这种情形只有男人放下对财富、权力的无止境追求，身心都真正地回到家庭里，女人才会感觉到她存在的价值。

聪慧的女人很早就知道财富的真义。没有钱时，金钱能带来财富和快乐；生活无虑时，金钱只能带来财富；当钱多到需要专人管理时，金钱会带来财富，也会带来烦恼。

男人和女人在思维方面是完全不同的，多数女人的灵性远较男人高，男人的动物性较强。从灵性的角度来看，可以说“男人是介于女人和动物之间的一种动物”。如果一个灵性较其他女性为高的女人和一个动物性较其他男人为强的男人结合，这种结合表面上看是“十足女性化的女人”和“十足阳刚性的男人”的梦幻组合，却是最不容易沟通的一种搭配。

女人总是从女人的角度看男人，弄不懂男人为什么不能理解她。男人则从男人的角度看女人，根本不明白女人脑子里想的是什么。解决这个问题，需要两个人共同努力，女人必须学习从男人的角度看男人，男人也必须学习从女人的角度看女人。很可能这门功课，女人和男人永远都学不到100分，但是只要双方都有20~30分的进展，沟通就不再是问题了。

沟通不良并不代表双方没有爱，双方都知道对方爱自己，自己也爱着对方，就是气对方为什么不理解自己。

人可以貌相

大学时期曾经读过一本西方国家出版有关照片分析的书，知道一个人的左右脸常常是不同的。当时书中以美国总统尼克松为例，他的左右脸差异很大，几乎不像是同一个人的脸。分析的结论认为他的心理有很大的问题，行事亦正亦邪、阴晴不定，所以出现水门案也就不足为奇。

平时我们的脸上有着各种不同的表情，而且讲话时不停地动，许多细微的部分很难观察到。但是摄影可以撷取某一瞬间的形象，定了格的脸比不停运动的脸能够透露出更多的讯息。

早些年除非自己有暗房，不然这种照片分析的工作，只能想想，根本不能动手自己做。现代计算机科技发达，可以将定了格的相片进行处理，做更深入的分析和观察。

第一次使用Photoshop软件时，我就迫不及待地拿张照片进行分析。几分钟就可以从一张大头照，衍生出一张左脸照和一张右脸照来。所谓左脸照，就是利用计算机软件，切下大头照的左半边脸，再利用翻转的功能，将左半边脸转成右半边脸，贴回原来的照片，则新的照片，左右两边都是左半边脸的影像，称为左脸照。用同样的方法，再创造一张右脸照。再把原来的照片放在中间，左右脸的照片放在两侧，就很方便比对左右脸的差异。

图44原形来自《读者文摘》，我们可看出左脸和右脸气质不同的意义。

大多数人左右脸的气质都会有一些不同，有一边会较另一边顺眼，自己照镜子或面对别人时，都会选择地只看那半张较和善美丽的脸，而看不见另外半张较不顺眼的脸。如果差异很大时，最多只会感觉这个人的脸好像不太正，看不出其气质的差异。通常这种差异会随着年龄的日渐增长而愈来愈明显。根据多年观察的经验，差异愈大的人，其内心世界和外在表现差异就愈大。这种差异会形成长期的心理压力，使脸部的左右失去平衡，差异的大小和压力成正比。

根据经验，大多数男人左边的脸和女人右边的脸，都是比较不开心的（也有少数相反）。通常我们只会看到比较顺眼的那半张脸，所以我们常看到男人右边的脸和女人左边的脸，却很少看到男人的左脸和女人的右脸，形成了隐藏着的半张脸。

左脸和右脸气质不同的意义

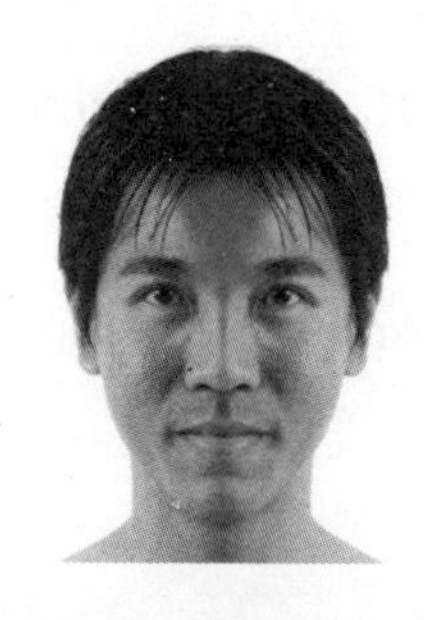

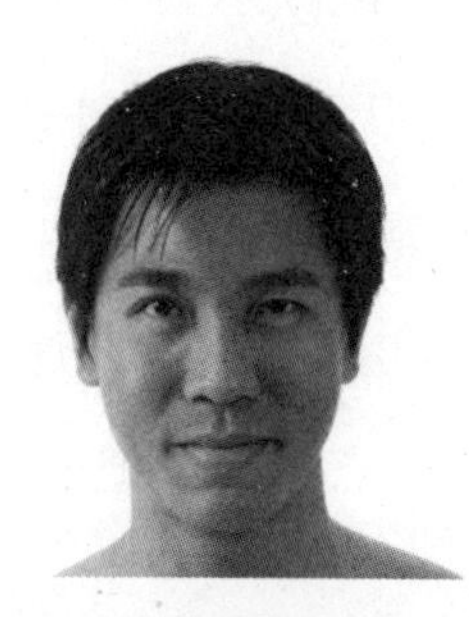

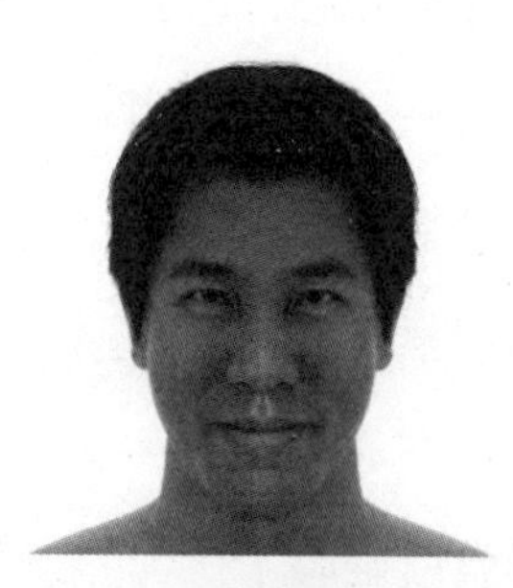

图44 这张男生的脸，左脸嘴角微微上扬，呈现笑脸。右脸则无笑意，显然他有意识地控制着左脸。照相时想呈现笑意，却只能控制左脸嘴角上扬。左脸略有心机，右脸却很单纯而显得年轻。这个人可能是用心机来装成熟；或者他很希望自己有点心机，可是他的本性却很单纯。因此，就算有心机，也不深沉

第一次看到自己左右两张脸的人，多数都很惊讶自己有半张非常陌生的脸。那张比较顺眼的脸，则由于去除了不对称的一半，显得好看多了。可是那张不顺眼的脸则比原来的脸难看了许多。

我比较喜欢用数码摄像机，让对方从不笑开始微笑，拍下整个过程，取其将笑未笑瞬间的影像，这样最能显现一个人两种完全不同的气质。通常刚开始笑时，不会两边的嘴角同时上扬，一定是一边先朝上，另一边不动或朝下，就取下这个影像，这样做成的左右两张脸照片，将会出现一张笑脸和一张没有表情或是哭丧的脸。

左右脸的气质显现一个人显性和隐性的两种不同性格，可以说一张是有意识的脸，另一张是潜意识的脸。通常自己和旁人都比较熟悉显性的性格。隐性的性格有时候连自己都不熟悉。左右脸的气质差异愈大，性格愈不稳定，愈难相处。左右脸相差很大的人，整体而言生活得并不开心，差异愈大愈不开心。

有一个朋友，平时相处很随和，从外表看是一个性格随和的人，但是经照片分析之后，才发现他隐藏着半张极度精明的脸。原来他外表的潇洒和随和不是本性。实际上是个斤斤计较的人，平常的点点滴滴都记在心里，有一天为了一点小事，把所有的账一股脑地发了出来，说翻脸就翻脸了。

一个同事结婚的前几天，才把未婚妻的照片让我分析，那是一张左右脸很不对称的照片，左右脸两张照片几乎看不出是同一个人。由于婚期太近了，我什么话也不能说，结果婚后这位妻子果然让这个同事吃尽了苦头。

通常我们照相时都会有意识地微笑，似乎我们的意识只能控制半张脸，大多数的微笑，都是一边的嘴角先上扬，随后另一边嘴角才被牵动跟着上扬，有时另半边脸根本笑不出来。因此，显相的一半多数是笑脸，另一半则会显出各种不同的表情，有愤怒、忧郁、悲伤、犹疑等各种负面的表情。研究这些隐藏的表情，可以找出一个人心理的问题，也可以用来衡量一个人心理健康的状况。

修身养性是养生的起点

早期的工程师经验，让我习惯于从人体设计者的角度来看人体，学习了愈多的身体知识，愈惊叹于人体设计的完美。但是在学习中医里谈到人体情绪反应时，发现这个部分的设计，和生理上的完美设计有很大的出入，甚至完全相反，好像是造物者故意留下的不完美部分。

“怒伤肝”，肝伤了脾气会更不好，更容易发怒，这是大多数中国人都能理解的常识。可是这样的生理变化，会让身体走入了一个恶性循环，肝会因此愈来愈差，脾气也跟着愈来愈坏。环顾身边的许多老人，脾气总是随着年龄的增长而愈来愈坏，愈来愈顽固，最后就出现了和肝相关的疾病。

情绪反应的这种设计和生理的设计完全相反。生理上出现了一个伤口，身体会自动修复伤口。可是情绪上出现了伤口，身体却故意在伤口上洒盐，这是非常不寻常的现象。

除了“怒伤肝”会造成肝的问题之外，“思伤脾”则是众多忧郁症形成的原因之一，同样的“思伤脾”，脾伤了人更容易思，忧郁症的患者，总是不断往牛角尖里钻。“悲伤肺”，肺气虚弱的人总是特别容易掉眼泪，就像红楼梦里的林黛玉似的，林黛玉最终死于肺痨。另外还有“喜伤心”“恐伤肾”等，这些情形不如发怒普遍，大多数人比较不熟悉这些情绪反应，也有类似的恶性循环性质。

完美的情绪设计，应该让“怒伤肝”，肝伤了，脾气就会好些，不容易发脾气，那么肝就有机会自行修复了。“思伤脾”，脾伤了，就不再那么容易钻牛角尖。“悲伤肺”，肺伤了，人应该更开心。如果能这么设计，那么这个世界的患者就会少了很多。也就是在情绪上加进和生理自愈能力类似的功能，人体就更完美了。

我相信能力强大的造物者，能够设计出完美的生理结构，应该也有能力在情绪上做出同等完美的设计。可是为什么要把情绪设计成这种破坏性的结构？让大多数人都免不了掉入这个陷阱，而陷入无边的痛苦之中。这种情绪的破坏性设计，不但使情绪很容易陷入难以恢复的境地，也带来众多的疾病结果，使得完美的生理设计前功尽弃。

在研究人体的设计时，我始终秉持一个基本的概念“人体的设计必定是完美的”。面对人体在情绪方面存在的破坏性设计，我猜想这和人生存在的意义有密切关系。这样设计，并不是设计者的失误，应该是蓄意设计成这样的，透露出人类存在于这个世界的主要目的和意义。

当一个人陷入了情绪的恶性循环中，如果任其自由发展，将使情绪日益恶化，相应器官的问题也日益严重，最终成为不治之症。但是，有些人在陷入情绪的恶性循环圈时，及时醒悟，改正自己的习性，则有机会跳出恶性循环圈。这有点像现代电子游戏中的“过关”，有些人能过，有些人过不了。

原来这种破坏性的设计是一种考验，考验每一个人能不能经常回顾自己的行为，以便改正。生了病有些人怨天尤人，情绪愈来愈坏，自然掉入恶性循环圈的陷阱之中，不能自拔。有些人则相信疾病是自己创造的，一定是自己的行为有某些问题，于是自我反省、调整，改变自己的性格、脾气，祛除了疾病的原因，自然有机会跳脱悲惨的命运。

中国人讲究“修身、养性”，养生必须从这里做起，没有良好的心性，就不会有好的健康，什么样的性格生什么样的病。从这个角度来看，疾病是修身养性中非常重要的工具，生了病，才知道原来自己在性格上还有这么大的缺陷。

慢性病很像佛家所说的业力，是自己创造出来的。就算神佛愿意也没有办法帮你改变业力。只有自己改变了，业力才会改变，恶业才会消失。世界上没有任何医生能够真的帮助患者祛除慢性病，所有的慢性病都必须是患者自己改变了，才有机会痊愈。

第五篇

与读者的互动

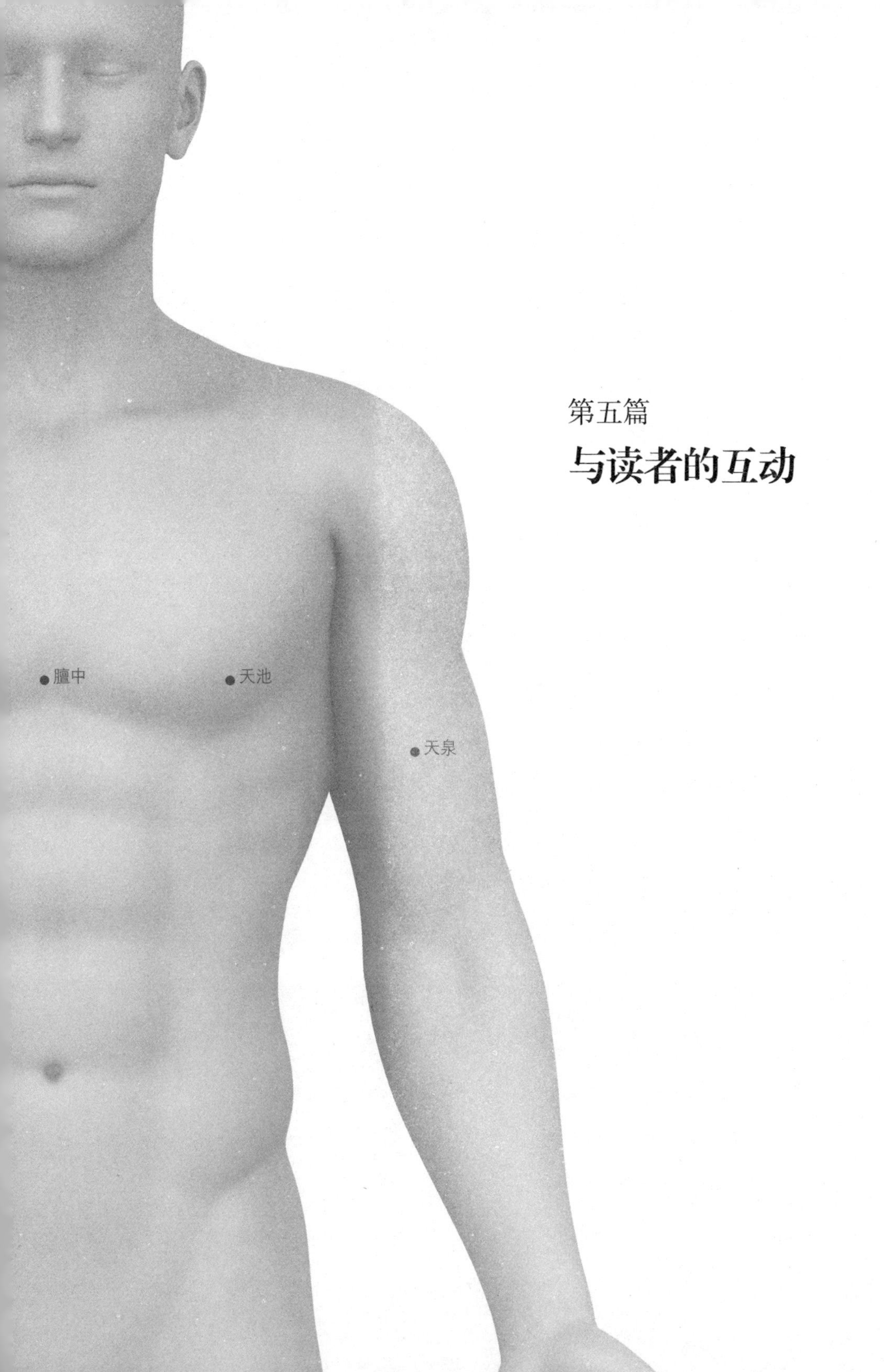

第一章　读者的信

经常有读者写信给我，从十五岁的中学生，到八十岁的老先生都有。许多读者的信都很让我感动，虽然写书的初衷是向需要帮助的朋友分享我的康复经验，没想到居然有那么多人由于这本书而改变生活作息，也得到了他们的健康。

从事中医的学习与研究已经很多年，在此期间结合自己和周围朋友的经验，以及和读者的互动，发现原来养生是一种思考的方法，只要思考的方向正确了，加上身体力行，不难找到解决问题的途径。

由于我不是医生，不能开方治病，只能提供我自己的研究心得及养生经验。许多朋友在通信的过程中，也开始使用相同的思考方式，改善了健康。

附上几封和读者对话的信件，其描述的体会仅为个人感受，供读者参考。

降低青光眼患者眼压的穴位

2008.01.30 家铭（美国）来信：

家母最近在医院检查出眼压高（左33mmHg，右24mmHg，正常<18mmHg）。2004年也查出过，当时点眼药不够，就做了激光手术（在虹膜开口）。现在又高了，请问有没有适当的调理方法。

吴清忠回复：

建议您每天按摩她背后的膀胱经，眼睛内侧的睛明穴是膀胱经的起点，膀胱经是身体主要的排泄通道。眼压增高应该是眼部垃圾排不出去造成的。

2008.02.24 家铭来信：

感谢您的指点。

按着您说的，按摩家母的膀胱经，发现“仆参”和“申脉”两个

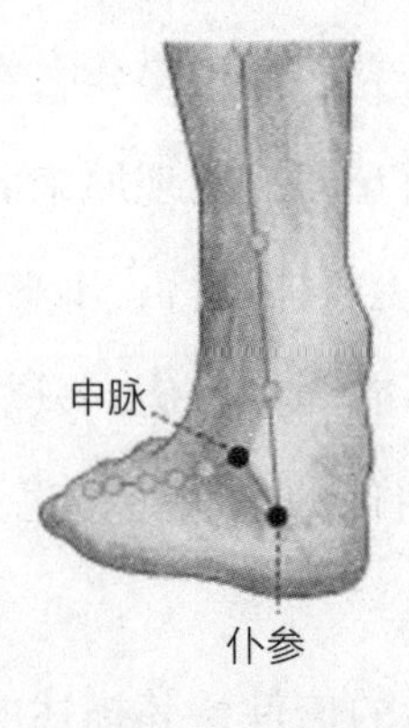

图45 “仆参穴”和“申脉穴”都在两脚外侧脚踝下方

穴位特别疼，按摩一会儿眼压就降下来了。效果比眼药水都来得快，真是太感谢您了。不过这边的医生建议做激光手术,在虹膜上取些组织，昨天刚做。母亲的顾虑较多，但还是坚持要做。我觉得眼睛不要随便动手术，而是多按摩“仆参”和“申脉”两个穴位。多谢!

吴清忠回复：

很高兴听到令堂的改善。这种手术在五官上，不会伤及脏腑，不需要太排斥。老人家心安比什么都重要。

我想把您发现“按摩仆参和申脉对降低眼压有很好的疗效”，分享给更多为青光眼所困扰的朋友，不知您能否同意我把我们通信的内容放在新书中?

我想传播的是一种养生的思想，我们的信件往来说明只要思考方向对了，每一个人都有机会找到对的调养手段。我只是告诉您思考的方向，并不知道这两个穴位对降低眼压有疗效。

2008.02.27 家铭来信：

周日一收到信，就给家母念了。念到“老人家心安比什么都重要”，家母感动得都流下了眼泪，说您人真好啊。您能及时给我们建议，真让我们感动。

我们很愿意把这一发现和其他朋友分享，如果能解除他们的痛苦，我们也感到很欣慰。

我得补充一下，眼压也可以自己检查。用手指轻压眼球，再轻压鼻尖和额头，如果感觉眼球的压力和鼻尖近似，表示眼压正常，如果和额头近似就是眼压高了（这也是从网上搜到的）。有时家母感觉眼压高（眼球硬），她就按摩仆参和申脉，眼球一会儿就软下来了。这也就是我们在家可以测量眼压的原因（这个方法我们也和医院测量结果对照过）。

江山易改，本性难移

May 的来信：

我是个佛教徒，有位朋友患有胃癌，请问您能不能告诉我们如何帮助他？

吴清忠回复：

大多数癌症患者，除了血气的问题之外，都有很严重的性格和情绪问题。胃癌患者性格上主要的特征是事事要求完美，不满的事放在心中，久久不能忘怀，严重到得了癌症，说明他的这种性格有很重的惯性，这才是真正的病根，最好让他明白这个道理。如果他和你有一样的佛教信仰，就要从多世的人生观来思考，这种性格由来已久，随着轮回一世一世的加重惯性，修行愈来愈困难。

“江山易改，本性难移”是一句中国人都熟悉的成语，却很少人知道这句话的真正含义。一般人不是帝王，何来江山？只有死了再投胎，江山才会改变。这句话的真正含义是“就算经历了多次的轮回转世，性格都不容易改变”。也就是生生世世有着相同的性格，生着相同的病，想起来都可怕。明白了这个道理，无论现在病情如何，都要下决心在这一世就开始改变这种性格。下一世不一定还有机会弄明白这个道理，就更没有机会摆脱这种悲惨的命运了。

这种性格的核心是对人和事的要求都达到完美的境界，可是我们之所以为人，就是有所不足，如果真的达到了完美的程度，就成了神佛，不再需要到人间来修行。他应该从建立这样的思考方式做起。看到别人的缺点，知道就好。最好能降低自己的要求，接受人人有缺点、事事不完美的人间常态，然后试着找出别人的优点。俗话说“天生我材必有用”，每个人都有留在人间的价值，他应该学习欣赏别人的优点。如果能开始这样做，而且从心底这么思考，他的病情就有机会，至少不会再恶化，再配合其他的养生方法，是有机会改善的。

几乎所有的癌症都要从心治起，肉体的调理只能起到辅助的作用。而心病的主要对象，必定是他身边的人和事。每个人生气的对象，常常是自己最亲近和最爱的人。所以这种正向思考方式的建立，就从自己最亲的人开始，重点在自己的配偶、父母、兄弟姐妹和子女。他的心里只要能容下这几个人的缺点，甚至能欣赏他们的缺点，再能看到他们的优点，病情大概就有转机了。

May 的来信：

您的信我反复看过几遍，说的像是我自己，很感动，也获益良多！终身受用。自从听您说有些慢性病是性格和情绪的事后，引证经书上所说的道理，我明白改善自己的执着性格是唯一也是最好的修行方向。感激万分！我深信这一世，上天给我机会看到您的文章，是对我的鼓励。我一定会努力的，我有信心在这一生会有所改善。

2006.03.13　当当网一个医生的留言：

从事临床医学多年，很多西医无法解决的问题历历在目。后来由于家庭影响，学习了中医的部分知识，对中医从整体和脏腑的联系，以及因人而异的辨证治本的治疗思想觉得很震撼，感觉到它的层次比西医的对症治疗要科学得多。尤其对于现代医学面临的疑难杂症，相对西医束手无策来说，中医却有很大的发展潜力。人和人所处的环境、心理等因素都不同，怎么可能导致疾病的因素都一样，一律用化学的手段解决呢?

从事内科临床工作多年，在学习了许多相关知识，如运动学、营养学和食品科学后，越发觉得西医的局限性。拜读了此书后更加深有同感，很多观点曾经也是自己多年的心得，就像“肥胖是营养不良的表现”这个观点很难叫人接受，但的确是事实。

许多西医无法解决的病例，却在身边中医界的奇人异士手中，奇迹般地康复，在有成效的同时，他们还要被许多人骂是伪科学、无知，对于受益的那些垂危无药可治的患者而言，不管是否有手段证明经络物质的存在，被经络调整后获得重生的喜悦，事实是存在的。

就像父亲的朋友研究多年，最终发现经络物质确实存在的事实一样，许多中医神秘的地方必定会随着科学技术的进步被一一验证，不是任何无法验证的东西都是伪科学，就像书中所说：“我们用19世纪的检测仪器测试22世纪的技术，无从验证……”无法验证是手段技术问题，不是存在的问题。

谢劲宇—— 一位财务工作者的来信：

《人体使用手册》是我今生看的最有用的一本书！真心地感谢您的努力和奉献！

我是1973年出生的，小时候一直是早睡早起，八九点就睡，五点左右就起床，因为清晨的记忆力最好，最适合读书。正是当年的积累，“奠定”了我近十年熬夜上网的“基础”——我“阴虚火重”了这么多年，平常只是听父母和个别医生老在用这个词说我，但是从来没有人让我真正地认识到其中的真正含义，更不用说这十年我的脏腑所遭的罪了。

我从一年感冒发热一次，到一年感冒两三次且不会发热；从一直不用打针，到要打一针才“好”，到打多次点滴都不“好”；从晚上睡觉不起夜，到一晚一次、两次甚至三次……

更恐怖的是，我喝水越来越不解渴，喝完半小时就要尿尿，而且尿是无色的！我吃很多，但不长肉！验血验尿，胆固醇、血脂、尿酸都高，这不都是糖尿病、尿毒症、痛风等的前兆吗？去年9月底，我听从朋友的建议去看肾，医生说先将尿酸降下来再说，给我开了一大堆的西药。这么年轻就……那时候真是恐慌和无助啊！

感谢上天，在关键的时候从google 找到了您的《人体使用手册》的电子文件，打印出来后认真研读。从去年10月初开始一直坚持早睡早起、敲胆经至今，我的身体不断发生变化——尿液色深泡多，晚上基本不用起夜小便，最多一次，平常喝水和尿尿也不再成正比了……

最重要的是，正如您说的，我对健康充满了信心，而且在不得不超过11点睡觉时深感内疚！

我第一时间将电子文件发给我所有的同事、亲人和朋友，然后托人到香港找您在台湾出版的书（可惜没有），在准备托人到台湾买的时候，惊喜地发现大陆也出版了！抢购啊——帮朋友买了40本，自己买了30本，真诚地送给最亲最要好的人。

然后还去买了经络挂图、经络穴位书等，将中医加入自己的爱好里。

上个月和太太去吃羊肉火锅，第二天她就病了，强烈地咳嗽、咳痰和流鼻涕。我们俩约定，坚持不吃药，她抱着纸巾筒过日子，最严重的时候我帮她按摩一下肺经和大肠经，让她舒服一些。经过两周多的痛苦经历，排出了大量的痰和鼻涕，以及极其强烈的咳嗽，然后就好了，而且她头皮也没有原来那么软了（寒气少了）。

总结：因为羊肉大补，且我们平常吃得少，她本来就挺早睡的，所以一吃羊肉就提升了她的血气，到达排除脏腑垃圾和寒气的能量。

上两周我出差，三个月来第一次晚过十二点睡，一晚是五点半，一晚是三点，内疚得不得了。回来后就咳嗽，还有大量的浓痰和鼻涕。坚持不吃药，不用两周，症状就差不多消失了。

总结：这次只是排出那两晚积下的垃圾，我的血气还没培养到排除历史积毒和修复的水平，要继续坚持一式三招加两项注意。

现在，我聚会时就谈手册，逢人便推荐。通过不断地说，自己对健康的信心也越来越强。看着越来越多的朋友相信，主动去买书，自觉实施，真是非常非常快乐！

第二章　敲胆经问答

Ruii问：

敲胆经一天可不可以很多次？还是只能一天一次，一次敲200下呢？

吴清忠答：

敲胆经一天可以分很多次敲。

long5037问：

勤敲胆经有五个多月，身体有很大的改善。几个月来都在午后两三点后至傍晚的时段有一到数次不等的腹泻，至今依旧，何故？会持续多久？另外太太有食后严重肠胃胀气的困扰，如何治疗？

吴清忠答：

您所提的腹泻，应该是排除寒气的水泻。首先应该检讨日常生活中是否有寒气侵入的可能性，先阻绝了新的寒气侵入，再让身体把体内的寒气排净，水泻才会停止。

肠胃的胀气，要先弄清楚是肠还是胃的胀气。肠的胀气会间歇性地出现，要从饮食习惯调起，敲胆经、细嚼慢咽和午后轻食是改善整体消化系统很好的方法。胃的胀气，多半发生在有溃疡病史的人身上，主要是压抑的情绪引起的。当情绪压抑或生闷气时，会对胃造成伤害。休息略多，身体就开始修复损伤，这时会造成胀气。伤害和损伤不断交替地进行，就造成胃部经常性的胀气。

慢活·瑜伽问：

我才30出头，大学时期至今曾有两次背下部痛到无法起床的历史，并且查不出原因，猜测是因为曾经跌倒伤及坐骨神经了。前阵子练习瑜伽时伸展左边髋关节时会有“卡住”及疼痛的状况，以为是关节有移位，但是敲胆经后居然渐渐缓解了！有几点想要请教：

1.两边敲胆经的痛感不同，左边较痛，右边都没有感觉，是否就应该多敲左边。

吴清忠答：

身体左右不平衡的现象会随着血气下降而愈来愈明显，您的情形显现您血气不高。但仍建议您两边均匀地敲，等血气升到一定程度，两边的感觉就会非常接近了。

2. 敲胆经会有“排气”的生理反应吗？

吴清忠答：

身体的排气主要是肠子里的气体往外排，正常的情形这种排气一直进行着，只是量很少，没什么感觉。但当肠道阻塞时，会使内部的气体形成积压，因而提高了压力，再循空隙排出时，感觉就很明显。

敲胆经必须配合早睡，才会使血气上升，血气上升之后，身体会开始修复肠子，这时才会排气。

3. 左边脸颊靠近脖子一带，会重复长痘子，周末睡眠充足时就会消失，上班后每晚下班回到家又会明显地发出来，哪方面需要多注意呢？有什么方法？

吴清忠答：

痘子长在脸颊靠脖子附近和大小肠有关，在前侧牙齿下方是大肠经，后侧在耳朵是小肠经，可能是这两个腑之一的问题。除了肠子的问题之外，肝火也是另一个主要的原因。您在周末睡眠充足，肝火退去就会消。改善的方法，一方面增加休息避免肝火的上升。另一方面注意饮食的细嚼慢咽，减轻肠胃的负担。痘子长得严重时，可以暂时戒除肉食，特别是猪、牛、羊等红肉，这些肉比较不容易消化。

4. 敲胆经会在妇女疾病方面有明显的反应吗？

吴清忠答：

配合早睡的敲胆经，使血气提升之后，月经会有些变化。本来的肝火退去之后，经血可能减少，再随着血气的提升，逐渐增多。月经是妇女反映血气最敏感的症候，血气随着年龄日渐降低，月经的量也愈来愈少。调养使血气回升之后，月经的情形就慢慢地回复到更年轻时的状态。在调养的初期，有时身体会清理低血气时无法排出的垃圾，会造成几次月经异常。如血量突然增加或减少、经期混乱、经血较红或较黑等。

另外，在血气回升后，当身体开始修复胃或肾时，会出现蛋白尿，小便中会出现泡沫。如果处理不当很容易演变为尿道炎、阴道炎、子宫颈糜烂、膀胱炎等。由于这几种病出现时，蛋白尿早就停止了，因此在医院检查很难找到原因。只有自己平时注意当小便出现泡泡时，在便后清洗或擦拭干净。通常周期性地出现前述的几种妇女病，很可能发病前一两个星期的蛋白尿是主要原因。

过了约两周，慢活·瑜伽再问：

1.最近敲胆经，右边也渐渐有比较明显的感觉。

吴清忠答：

敲胆经加上早睡会使身体的血液总量增加，身体各个部位的供血也随着增加，左右不平衡的现象也会改善。

2.过去坐骨神经痛时，常会使用真空拔罐器。以前施作在胆经外围没有明显的印子，是惨白颜色但会酸痛，肩颈部位印子颜色则非常红黑。最近因为敲胆经觉得手会酸，所以敲了大概100下后就试着用拔罐的方式，我想效果跟敲胆经应该是相同的吧！也发现，印子呈现红色，和以前有截然不同的结果，这是好现象吧！

吴清忠答：

拔罐也可以疏通胆经，血气提升后，皮下的供血增加，拔罐显现的印子自然不同。

3.先前跟您了解过痘痘生成的位置，最近三天又更严重了，是长在靠近后侧，所以是您说的小肠经的部位。前阵子是长在前侧，再早以前是长在下巴嘴角，其他地方有粉刺但没有长出痘痘。目前痘痘外观是会红肿的形态。这样的话是在排泄废物？小肠经有什么需要保养的地方吗？

吴清忠答：

痘痘的生成有时是身体处理器官时的现象，等完成了修复工作，自会消失。那些痘痘是肠胃部位清理时，直接从皮肤排出经络里的垃圾。小肠的保养主要是尽量减少吃加工太多的食物及细嚼慢咽。

4.近三天也觉得胃不太舒服，餐前餐后都会觉得恶心，但还是吃得下正餐。因为我有胃及十二指肠溃疡的病史，很容易胃胀气。常常胀气到一耳会有塞住的感觉，通常是左耳，开口说话会不舒服。最近的恶心感会与敲胆经有关系？

吴清忠答：

最近立秋之后的季节是身体排寒气的时间，您的情形可能是排胃的寒气，当然血气提升之后，身体才有能力随着节气波动，可以算是敲胆经和早睡的结果之一。

5.这个礼拜一嘴唇开始长出小泡泡，印象中，以前老一辈会说是火气大的那种泡泡……

吴清忠答：

嘴唇长小泡泡是胃火过盛的症状，和修复胃部的溃疡伤口有关。您的溃疡病史说明您在性格上的要求趋近完美，遇事又喜欢自己承担。可能得从这方面调整，才能去除这些问题。

秋天的故事问：

我小时候的头发是油性的，而且很有光泽，但是到了高中，头发突然变成了干性，还多出了很多白发。我想知道，这是不是因为感冒药吃多了的缘故？我两只眼睛的视力都有2.0，但是平时就感觉眼睛很胀痛，就算不玩计算机也一样，这是不是跟我的胆经堵塞有关系？可能是现在压力比较大的缘故，我经常感到胸口有一块大石头一样压在那里，除了自己给自己解压以外，还可以按哪几个穴位呢？谢谢了！

吴清忠答：

肺里的寒气会使胆经逐渐阻塞，胆功能日渐恶化。随着胆功能的变化，开始时头发会先变成油性的，再慢慢转变成干性的，中间有一段时间头皮屑会特别多，然后再慢慢出现白发。现代的感冒药设计的目的不在排除寒气，只在消除寒气的症状。实际上是压制了身体排除寒气的工作，使症状消失。因此，吃多了感冒药，反而使寒气排不出来，越积越多而使胆功能下降。您胸口的压力，可能是心包积液较多的现象，建议先从一式三招开始调养。

JJ问：

何时敲胆经及按摩心包经较妥呢？是早上、中午、晚上或睡前吗？是不是不要在饭后或空腹时？什么样的姿势敲比较好？

吴清忠答：

在饭后一个小时最好不要敲胆经，主要是担心影响充满食物的胃，被翻动会很不舒服。敲胆经的姿势没有限制，可以站着把一条腿放在椅子上，比较顺手。

敲胆经不需要敲在很准确的穴位点上，只要敲大腿外侧裤缝略偏后方的位置，从大腿和屁股转角处开始，到膝盖上方，平均分成四个点来敲就可以。这个动作的目的，主要使整个经络的范围被敲动，经络中的体液能开始流动。通常敲完了，整个大腿外侧会感到热热的。

Wilson问：

为什么会有令人烦恼的头皮屑？又如何治好它？

吴清忠答：

头皮屑的产生和胆的能力及血气水平有关。当胆功能变差时，头发会出现头皮屑、油性头发、白发等多种症状。头皮屑可以说是某一个胆功能水平时的一种症状，因此只要敲胆经、早睡，使身体的血气水平发生变化，提升胆功能，即有机会在一段时间之后使头皮屑消失。

beile问：

每日的敲胆经动作，总觉得有点吃力，若以五行针代替这种刺激作用，不知可不可以？

吴清忠答：

五行针可以疏通胆经，但敲胆经还有运动的效果，同时时间也比五行针要短。五行针可能得放半小时以上才会有效，磁针的效果较弱，必须用更长的时间。敲胆经只要五到十分钟就够了。

Laman问：

孕妇可以敲胆经吗？

吴清忠答：

孕妇不能也不需要敲胆经。孕妇需要吸收大量营养供养胎儿，因此无论胆经通畅与否，胆汁都会正常供应。

建议妇女最好利用怀孕期间，多休息，并且维持愉快的心情，让身体处于最佳的状态，血气能量迅速提升，身体会借机把潜藏的问题全数清理干净。通常当血气不足时，身体是没有能力怀孕的。如果能够自然怀孕，就说明身体没有太大的问题。因此，怀孕是养生的最佳时机。

Melissa问：

每天敲打胆经，也有让大腿外侧垃圾排出的功效。如果大腿内侧也有很厚的垃圾堆积，可以同样利用敲打大腿内侧来排出吗？如果可以的话，请问每天该敲哪几个点、几下呢？或是另有方法？

吴清忠答：

由于大腿外侧只有胆经，胆经堆的垃圾主要是寒气，敲胆经不容易引起身体的其他变化，只会改善身体的吸收。

大腿内侧则有脾、肝、肾，三条经络，通常大腿内侧的垃圾主要是肾所造成的，如果同时敲打三条经络，可能会引发一些症状，虽不一定是不好的症状，但会造成许多不必要的困扰，因此并不建议这么做。

改善肾的功能，最好从基本的早睡和敲胆经做起，血气调高肾气也会改善。也可以就近找个中医开方调理，或经常按摩肾经上的复溜、太溪和涌泉穴。肾的功能改善了，大腿内侧的垃圾自然会排出去。

小华华问：

我一直为下半身大小腿的顽强脂肪苦恼，自从看了您的大作，甚为欣喜；回忆之前下半身未发胖前，老是在冬天感到双腿冷到不行。当时不知胆经被寒气所阻……我想请教的是，为什么我在敲打胆经时，总感到有阵阵寒气从大腿或小腿外泄，同时身上却有发热感觉，这是何原因呢？

吴清忠答：

胆经受寒时，其皮下的一些体液会利用化学反应产生热能，用于应付外来的寒气，反应过的体液就成了没有用的寒气物质，会积在原有位置。因此，受寒的部位会愈来愈胖。

敲胆经会使胆经发热，那些寒气物质有机会吸收热量，恢复成未受寒之前的状态，其吸收的热量除了来自敲打的能量，也会吸收周围组织的热量。在寒气物质转变之前，身体出现发热感，就是身体在制造热量用来转化寒气物质。当寒气物质正在转变时，则会从周围的组织吸收热量，因而出现阵阵寒气袭来的感觉，这就是您有腿部寒气外泄的感觉的原因。许多人在感冒时也会出现这种感觉，那种寒气不是来自外部，而是身体内部，盖再多的棉被也不会暖和。

逸风问：

我每天敲胆经约一个多月，最近约半个月以来，早上醒来时发现右手都会麻麻胀胀的，今天还发现手腕酸酸的，好像撞伤的感觉，由于我每个穴位都敲200下，感觉很用力，敲的地方会有点酸痛，不晓得是否敲太用力会伤到手腕的筋骨呢？请老师帮忙指点一下。

吴清忠答：

敲了胆经加上早睡，血气会很快上升，随即激活身体修复的机制。这时负责修复工作的脾脏，负荷增加了，就很容易出现心包积液过多的症状。手麻和手腕酸都是心包积液过多的症状。因此一式三招中才会配上按摩心包经。通常这些晨起的症状，多数到了十点或十一点就会自然消失。敲胆经不用过度用力，适度即可。

第三章　早睡问答

小猪仔问：

我维持很长一段晚睡早起的生活，大概每晚都凌晨一两三点睡，早上八九点起床，每天平均睡眠约五至六小时，身体的警讯就是一直冒痘痘，除此之外生活一切正常。当我开始调整作息，每天十二点睡觉，早上八点起床，有时候会稍微赖一下床，每天平均睡眠八至九小时，但是发现调整作息的结果，反而会在早上十点左右开始想睡觉，然后是下午三点，晚上八点左右。感觉睡眠正常时，想睡觉的频率比作息不正常的时候还要多。以前虽然只睡六个小时，甚至更少，但是到凌晨也都不会累。作息正常之后，七八点就想要睡觉，感觉身体有越来越喜欢睡觉的感觉。请问怎么会这样呢……我该怎么调整比较好呢？

吴清忠答：

您睡得少时，身体经常处于透支肝火的状态，总是充满了精力。

这种情形可以持续很多年，直到身体把肝血都耗光了，才出现大病。早点睡后，肝火的透支大门被适度地节制了，因此会很容易疲倦，这时应该多睡些，并且更早睡些。这样过一段时间，身体的血气能量更充足了，就不会再那么疲倦了。疲倦是身体需要休息的信号，没什么不好。

Ruii问：

那在调养的过程中，因为晚上十点就要睡，早上四点要起床，没有足够的睡眠时间，一天当中也没有补觉的时间，请问您是不是可以用打坐来代替睡眠时间呢？这样每天六小时的睡眠时间够不够呢？

吴清忠答：

如果打坐都能入定，是可以达到睡眠相同的效果，甚至比睡眠更好。如果不能入定，那就和醒着一样。通常的情形，每天六小时睡眠是不够的。

VIO~VIO~~问：

想睡就睡很难啊，还有知道自己想吃什么也很难，有什么方法吗？

吴清忠答：

想睡就睡是不很容易，要找一次休假的日子，完全放松，试试看。通常第一周很难，会有点混乱，到了第二周就可以入睡了。想吃就吃，要从细嚼慢咽、敲胆经和早睡开始，确保饮食有良好的吸收率。一段时间之后，自然就会发现自己的口味已经改变了。本来喜欢肉食的人，对肉的口感不再那么爱好，甚至有时还觉得腻。这种改变会在不知不觉中就发生了。

另外建立一些正确的观念也很重要。例如，相信当季的水果和蔬菜是上天为人们准备的最好的药，严重违反季节的水果少吃。近几年一年四季都能吃到西瓜，这种夏天消暑的水果，冬天吃就太凉了。

JJ问：

长期上夜班的人，应该如何保养身体呢？

吴清忠答：

长期夜班的人睡眠是一个大问题，必须以每周为目标，安排特别的睡眠时间，最好每天能在18:00~24:00之间有三小时睡眠，或每周在这个时段有十二小时的睡眠。长期日夜颠倒，会造成身体严重的伤害，出现各种各样的慢性病，也会老化得很快，最好这种生活不要超过十年。

Peter问：

请问吴老师，若以一天睡八个小时为准，人体的黄金睡眠时段是几点到几点对人体最好？晚上八点睡至凌晨四点，是否比晚上十点睡至早上六点好呢？（同样是八小时而言）

吴清忠答：

以现代人的睡眠习惯而言，上半夜的睡眠多数是不足的，因此愈早睡就愈好。睡眠时数八小时，是现代医学订出来的数字，从中医的观点看，则四季各有不同，不会是一个定数。下半夜的睡眠也不是全部无用，当身体的血气上升之后，会开始修复各个脏器。则各个时辰有各个时辰的功能，很难说哪一段时间是最好的。

Nobody 问：

不知道您对于“午睡”的看法如何？我常常会在中午过后非常疲倦想睡，如果按照先生对于身体血气的观点，这是代表身体能量已经开始降低吗？还是只是吃饱的现象？就养生来说，午睡重要吗？

吴清忠答：

每天早晨醒来精神很好，到了中午，累了半天，精神有些萎靡。和早晨相比，中午时身体少掉的能量就是“气”。多数人早上醒来身体所充满的“气”，大约可以供给身体四至六小时的消耗，血液总量愈多的人，可以用得久些。反之老人或身体很虚的人，可能两三个小时，“气”就耗光了。

因此，到了中午时，“气”耗完了身体就感觉累了。这时最好能小睡半小时至一小时，补充“气”，然后又可以维持半天的好精神。因此，中国人睡午觉的习惯非常符合养生的道理。

Momo 问：

我女儿白天大概睡两个小时，晚上就很晚才能入睡了。您的有关失眠的调养，也适用于三岁孩子吗？另外，我女儿下眼帘有发黑的症状，中医说她风重，不知道按吴老师的理论，她是哪部分出问题了？中药中加了防风，吃过一段时间后果然眼帘的黑色褪了不少。如果给我女儿按摩，每天需要按摩多久？如果取穴不是太准可以吗？因为我只是参考了经络图。

吴清忠答：

幼儿没有太多的心事，应该不会有失眠的问题，主要的问题可能还是大人的影响。幼儿并不知道自己和周围的人有什么不同，如果成人都很晚才睡，他就不明白为什么单单要求他早睡。因此，到了孩子的睡眠时间，至少要在他活动的范围营造出睡眠的气氛，慢慢诱导他入睡。而且白天也需要适当的睡眠夜间才能入睡，如果过度兴奋，肝火大开，晚上就不容易入睡了。和成人的道理是相同的，该睡不睡，就会上火，上了火夜间就不容易睡。

黑眼圈是睡眠不足的结果，必须增加睡眠时间，才能真正去除。三岁以下的幼儿，每天必须睡十个小时以上才算够，因为他还需要成长发育。

幼儿的按摩要很小心，很容易受伤。由于他们的经络很浅，因此只要轻轻地在经络上来回搓搓即可，不需要用力按压。时间也不需要很长，不用正经八百地按，在游戏中边玩边搓他的经络就可以了。

Wilson问：

我老是无法久睡，一久睡就会被腰酸痛醒，尤其是两侧肾上的地方，还一度以为得了肾结石，但醒后动了一阵子，那痛楚就不见了。经X线检查，确实没有肾结石，医生也不认为我的肾有问题，请问那是什么原因造成的？如何根治？

吴清忠答：

睡觉腰酸的可能原因有好几种，必须看酸的正确穴位，才能做更准确的判断。如果睡久了才酸,显然这种酸是身体修复过程的一种现象，是身体睡久了，有了足够的能量才激活修复机制的结果。这种情形不应该视之为疾病，从此就不敢久睡。相反的更要经常睡久一点，让身体经常有能力进行修复工作。过一段时间，身体修好了损伤这种情形自然会消失，并不一定是需要根治的病。通常身体修复肾脏的损伤时都会出现腰酸的症状，不过这种情形用现代医学的检查手段不一定能查得出东西。

Jack问：

为了养气我午餐后都会小睡30分钟，睡饱后下午精神真的比较好。但是，这几天看到报道说："吃饱午饭马上午睡会消化不良，导致长期胀气，严重的还有可能罹患癌症，因为进食后三小时内全身经络循环集中在消化系统，睡觉会影响人体运作。"不知道您是否有相同看法，或是应该怎么做比较好。

吴清忠答：

这个新闻见报之后，就预料会有这类的问题。如果伏在桌上午睡，是会造成胃的不舒服，但醒来一会儿，就消失了，不会有后遗症。

通常有两种情形会造成严重的胀气，一种是吃饭速度太快，食物没有嚼细，同时身体也没有足够的时间分泌充分的消化酶分解食物，这种情形一旦改正了饮食习惯，就能改善。另一种情形是身体正处于修复肠胃的期间，等身体完成了修复工作，自会改善。

癌症的病因有其他因素，血气低落是其真正的原因之一。

风之谷问：

肾气不足的话，该如何补足肾气呢？在日常饮食方面，吃什么对补肾气好？

吴清忠答：

肾气是每天变化的，一天睡得不好，就可能会出现黑眼圈，那天就肾气不足了。第二天睡得好，黑眼圈不见了，肾气就足了。影响肾气最大的原因是睡眠不足，或睡眠质量不良，因此，改善睡眠才是最有效的手段。

传统的观念都从食物中寻求补给，在食物不足的年代，大家生活作息都是日出而作日落而息，这种方法是正确的。今日食物充足，反而大家的作息才成为最大的问题，这个年代食物就不一定能补肾了。

肾气不足的人，可以经常按摩肾经的穴位，疏通了肾经，可以改善睡眠，就能提升肾气。我自己最常按摩的是肾经的复溜、太溪和涌泉三个穴位。

jessie问：

您说"'觉知自己需要什么元素'的能力虽然是所有动物的本能，但是现代人大多数都失去了这种能力，需要经过一段时间的调整学习才能再度恢复"。想请教您有没有什么方式可以做较好的学习调整呢？

像我啊，就还有一个很不好的毛病，因为从前学生时代时留下来的后遗症，从前因为功课繁重，一天只睡两个小时是经常的事（一星期大约五天会这样，另外两天若可以补觉就尽量补，持续了快一年）。现在我的身体，好像已经不会告诉我需要睡眠了。除非我看时钟，不然我不知道自己该睡觉了，即使不睡，依然精神奕奕。原本以为是因为我年轻，听您这么说，我突然惊觉这好像是一个很不好的“退化”。

吴清忠答：

您不是退化，而是身体将透支视为常态。您最好利用一个两周的假期，在没有任何压力下，放任身体想睡就睡，想起来就起来。初期会很混乱，几天之后，就会开始逐渐改变。大约两周下来，身体就开始出现疲倦了，睡眠的时间也会愈来愈正常。

jessie再问：

先前就想请教吴老师，因为觉得早睡对身体真的很有帮助，有一阵子我就尝试晚上大约八九点就上床，结果反而在半夜十二点左右就醒了，这样会不会反而让身体错过了造血机能的时机呢？

吴清忠答：

八九点到半夜十二点，也有三四个小时，只要接下来能再睡，是足够的。

Neo问：

我记得您在原来的一篇文章中说，您只提倡早睡，不提倡早起。《黄帝内经》记载起床时间应由身体自己调节。如果能早上不强迫自己起床，自然醒，的确是非常美好的事。但是我感觉如果早上睡懒觉的话，晚上就会睡不着，而晚上睡不着的话，第二天又会起得更晚，这样的话不是又变成晚睡晚起了？您是怎么解决这个问题的。

吴清忠答：

早上睡懒觉并不一定会晚上睡不着，偶尔一两天可能会如此，长期下来身体自会调整到合理的作息。由于我目前不上朝九晚五的班，睡眠状况是很自由也很随性的，有时会有几天晚睡，但通常不会持续太久。只要开始注意在晚上八点之后不再动脑做事，注意让自己在十点睡，则第二天开始，又恢复正常的睡眠时间。

Charles问：

有些人必须上大夜班，一般人在睡觉的时间他们正在工作，而且可能还得轮班。因此有时候得在白天睡觉，有时又得换成晚上睡觉。像我有位朋友周一到周五有时得在晚上九点到隔天凌晨五点工作，有时又换成在白天工作，周六日则可休息。

1. 在白天睡觉的那几天，请问在哪一段时间睡觉比较好呢？

吴清忠答：

夜班工作者白天的睡眠造血机能很差，我见过几个持续十年以上这种作息的人，健康都出现非常严重的问题。白天任何时间的睡眠都无法替代夜间的睡眠。因此，白天哪一段时间睡都没有太大的差异，这时只能补足体力，无法补足血气。

2. 若周一到周五的工作时段他有部分选择的空间，那选择全部在夜间工作，一律在白天睡觉较理想？或者几天上夜班，白天睡觉；几天上白天班，晚上睡觉较好呢？

吴清忠答：

选择全部在夜间工作，则上、下半夜的睡眠一定不够，大约十至十五年身体大概就处于气血枯竭的水平，而出现各种重病。如果选择几天上夜班，白天班，则刚开始身体状况很好，这种改变身体很快就能适应，随着血气下降，这种适应能力愈来愈差，睡眠情形也就愈来愈差。但和全部夜间工作方式相比，白天和夜间交替工作会好一点。

3. 当不必工作时，如周六日及假日，他是应该白天睡觉，或者应恢复如一般人在晚上就寝呢？

吴清忠答：

当然是夜间就寝的好，多少可以弥补平日夜间睡眠的不足。

4. 不知这种工作形态的人在睡眠上该如何调养才能减少对身体的损伤？

吴清忠答：

在平常工作日中，最好能精确控制自己的睡眠，尽量争取增加上半夜（18:00~24:00）的睡眠。

最根本的概念，必须认知这种工作，出卖的是健康和生命，只能短期从事，不能当作长期工作。随着自动化技术的发展和人们健康意识的提高，这种轮班制的工作形态，迟早要被机器所取代。目前的四班三轮制，根本不足以维持工作者的健康。应该发展成更多班次的轮替。同时要教导这些夜班工作者正确的睡眠养生知识。生产线的设计者，必须尽可能地增加自动化设备，减少夜间工作者的需求。

ida问：

睡觉时睡左侧会有压到心脏的问题吗？有人说这样容易做恶梦，如果是真的是什么生理情况造成做恶梦的（除了心理的压力释放因素外）？您会建议平躺或向右侧睡比较好吗？

吴清忠答：

我自己睡觉是很随意的，有时平躺有时侧躺，并没有觉得有什么差异。因此，建议您放下这个问题，让身体自然地睡，只要睡得足够，哪一个方式都很好，睡得不够，哪一种方式也都不好。

第四章　按摩心包经问答

Chang 180问：

按摩心包经也可以像敲胆经那样按摩特定一段吗？因为最近有在运动，发现从天泉到曲泽这段很痛，按在这两个穴位也会感觉特别痛，请问这是错觉吗？因为我做的运动也不是特定在这个部位而已，只有这段特别痛而已。还是这段阻塞得特别严重？应该特别针对这两个穴位加强按摩还是持续照您书上所说的做就好？

吴清忠答：

心包经的按摩重点通常不在心包经，多数情形昆仑和膻中两个穴位的效果反而更大，而且更快见效。特别痛的部位也是按摩的重点，中医有云：痛则不通，通则不痛。某个穴位特别痛，反应心包的某个部位的问题。

心包经的按摩不一定每次都要全部按。可以拟定一个顺序，先按摩昆仑穴，接着膻中穴，再按从中冲穴开始选择较痛的穴位一个一个往上按。如果时间不够，或不想全按，按完昆仑和膻中就可以停止了。如果兴致好些，就按到手肘上的曲泽穴。通常按到这里也就差不多了。

如果想再更方便些，就做甩手运动，每天甩个几百下，也能达到按摩类似的效果。另外在穴位贴磁铁，则是更简单的方法。您可以试试各种方法，再选择适合自己的方法。

yogi问：

书中所提的按摩包心经的方法为何？是要用手掌或是手指（大拇指或其他）按膻中穴，要按多深呢？只要往下按即可或是要来回搓？可否请老师更详细指引，因为我用力按完都很酸，敲完胆经后，手臂也酸，不知方法是否正确。

吴清忠答：

膻中穴的按摩，可以用拇指或食指或中指按，力道不需要太大，通常按对了都会有点痛。按在穴位时，手指和皮肤并不需摩擦，指尖小幅度地呈圆形揉动。也可以用相同的方法按摩其他的穴位。

另外也可以用意念按摩，做法是把手指尖轻轻放在穴位上，闭目将注意力集中在穴位点上，过一段时间后，即能自指尖感觉血脉跳动。持续这种感觉一段时间，愈长愈好。这是身体的血液随着意念被引导到了穴位。

msn1314问：

心包经是否两手皆有？或是只有左手或右手？

吴清忠答：

人体各个脏腑的经络都是左右对称的，心包经也不例外，左右手都有。

NONO问：

当我们按摩心包经时，按摩时，是只要用手指压就可以？还是也可以用指压棒来按摩？要不要很用力？

吴清忠答：

最好用手指压，不要用指压棒，指压棒容易造成伤害，同时按得太用力，可能会持续一星期都痛到不能碰，反而不好。按摩的力度最好不要按到造成伤害的程度。按摩的力道并不需要很大，将意念专注于穴位才是重点，特别是在自己身上的按摩，更是如此。

NONO再问：

当我每天早上起床按摩心包经时，每当我按摩膻中穴后，我的胸口反而会闷闷的，我按摩越久就越明显，感觉有气下不去，请问这是正常的吗？

吴清忠答：

您可能有肾虚的情形。中医有云：肾不纳气。肾虚使您吸不进气。因此，在按摩心包经之前，先按摩肾经的复溜、太溪和涌泉穴，然后再按摩昆仑穴和膻中穴，最后再按心包经各个穴位。

Jack问：

感谢老师上次的回答，果然按摩心包经几天后，不明原因的疲倦、手脚麻与头晕现象已经有改善了，解决了我这几个月的困扰。另外，自从执行老师的养生方式后，身体的体质有明显的改变了，变得更敏锐。如对环境冷热的反应等。但是，唯一比较困扰的是，对饥饿的反应似乎太强烈了，食量变大、体重增加。每天到上午十一点、下午四点，如果不提早吃些东西，全身会非常不舒服，精神无法集中，一定要马上吃东西，这种现象以前从未发生过，以前很能耐得住饿。不知道是否身体有什么问题，或是有什么方法可改善此种情形？

吴清忠答：

这种自然产生的饥饿感，应该是你的身体长期处于吸收能力不佳、血气不足的状态。现在身体的吸收能力改善，需要更多的食物，这不是坏事。这种食量的增加，会使体重增加，并不一定会使身体发胖。

长期以来，多数人都处于血气不断下降的趋势中，以为那就是身体正常的状态。调养之后，血气进入上升趋势，身体开始出现各种症状，这些症状在血气下降趋势中从来不会发生，因此很容易被认定是“异常”或疾病。例如，你的这种饥饿感，很容易被认定为低血糖，而成为内分泌紊乱或其他疾病。前段时间的手脚麻和头晕现象，也是血气上升，身体修复器官，使脾脏过于劳累，造成心包积液阻塞的暂时现象。初遇时，很容易被这些症状吓坏。

建议观念上适当调整，必须对自己的身体有信心，当身体出现异常的症状时，先回顾前几个月的生活作息，如果基本是正常的，血气就应该是上升的趋势，则那些症状大多数不会是疾病，而是身体在做某件事，或进入某种和过去不同状态的正常反应。

这种反应在许多疗法中，被命名为好转反应。这种反应有一个特点，每一种症状的出现，都不会很久，一两周就消失了，或间歇性地反复出现。通常不断变化的症状，多数是好转反应的现象。

Susan Zeng问：

按摩心包经流水声侦测点应该是每时每刻都有流水声呢，还是按的时候才有流水声呢？我的心包经流水声侦测点，刚听的时候，没有流水声，按昆仑穴和膻中穴，以及其他穴位有响声，像气泡在里面钻动的声音（不知是否就是流水声？）。这说明我的心包堵了吗？是否要按到听不见流水声为止？还是要按到任何时候都听得见流水声为止？

吴清忠答：

心包经的按摩，有时会从完全没有声音按到有声音，这种情形是从阻塞的状态按通了经络。有时又会按一段时间即停止，这时并不是完全静止，只是流速较慢，很久才有一两声。有时不按也一直有声音，这就表示经络是通畅的，暂时不需要按摩。身体是活的，有时有多一点东西需要输送，有时又少一点，没有一定要按到什么样的状况才算完成。

Susan问：

我的膻中穴一碰就感到痛，是什么原因呢？

吴清忠答：

心包积液过多到较严重的程度时，膻中穴一碰就会痛。如果膻中穴很痛，可以先按摩昆仑穴，膻中穴则用意念的方式按。

lung问：

穴道用力按住不动跟按住再揉的效用有什么不同？我记得以前好像看过一些文章说用按的（即用力压住穴道）是可以将火泄掉之类的功效，而用揉的是补气，不晓得有没有说错。

吴清忠答：

心包经的按摩不需要考虑泄或补的问题，心包经堵住了，按摩就让它疏通，仅此而已。

frank 问：

想请教您取穴的问题：

1. 所谓一寸是多少厘米？还是可以用多少指幅来计算？

吴清忠答：

身体的穴位定位是按身体的尺寸而定，例如头顶发髻线分为十二等分，每一等分为一寸（图46）。

2. 我到书局去找相关的经络穴道图书，虽有图片对应介绍，但总还是觉得很难准确取穴，不知您可否给我些意见？

吴清忠答：

图47是针灸学的书上的骨度法的尺寸定位的标准。从这个图可以看出，经络的尺寸和每个人的身高有关。例如，在手上是把小臂从手肘到手腕定为十二寸，上臂则定为九寸。胸部和大小腿也各有不同的尺寸。因此无法用特定量尺上的绝对值来陈述。

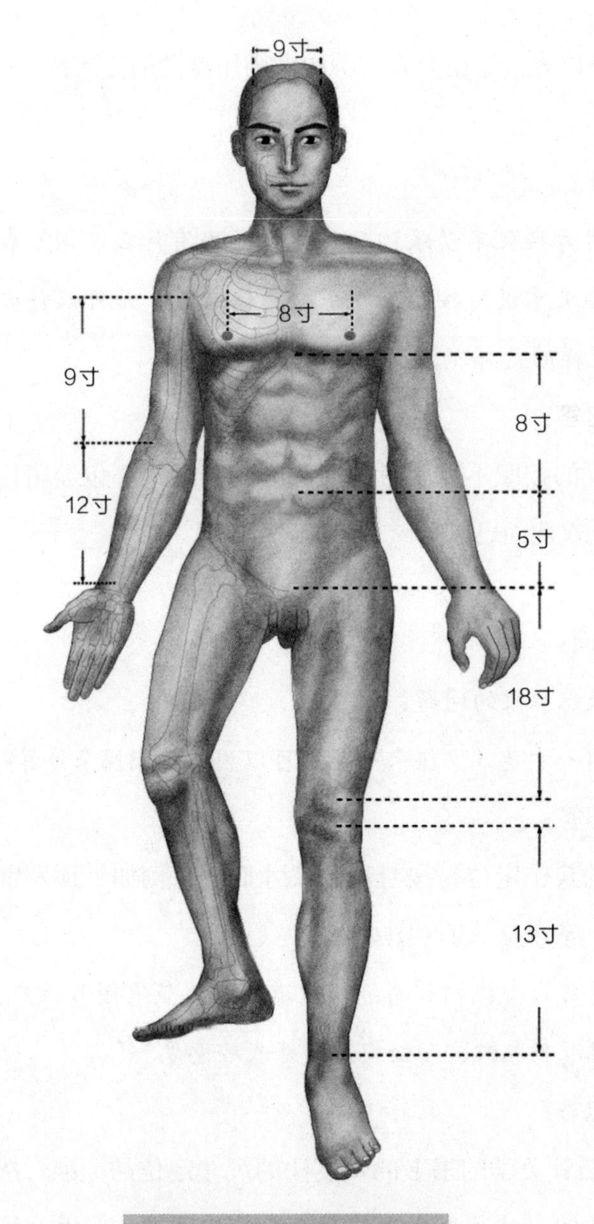

图46　骨度分寸正面图

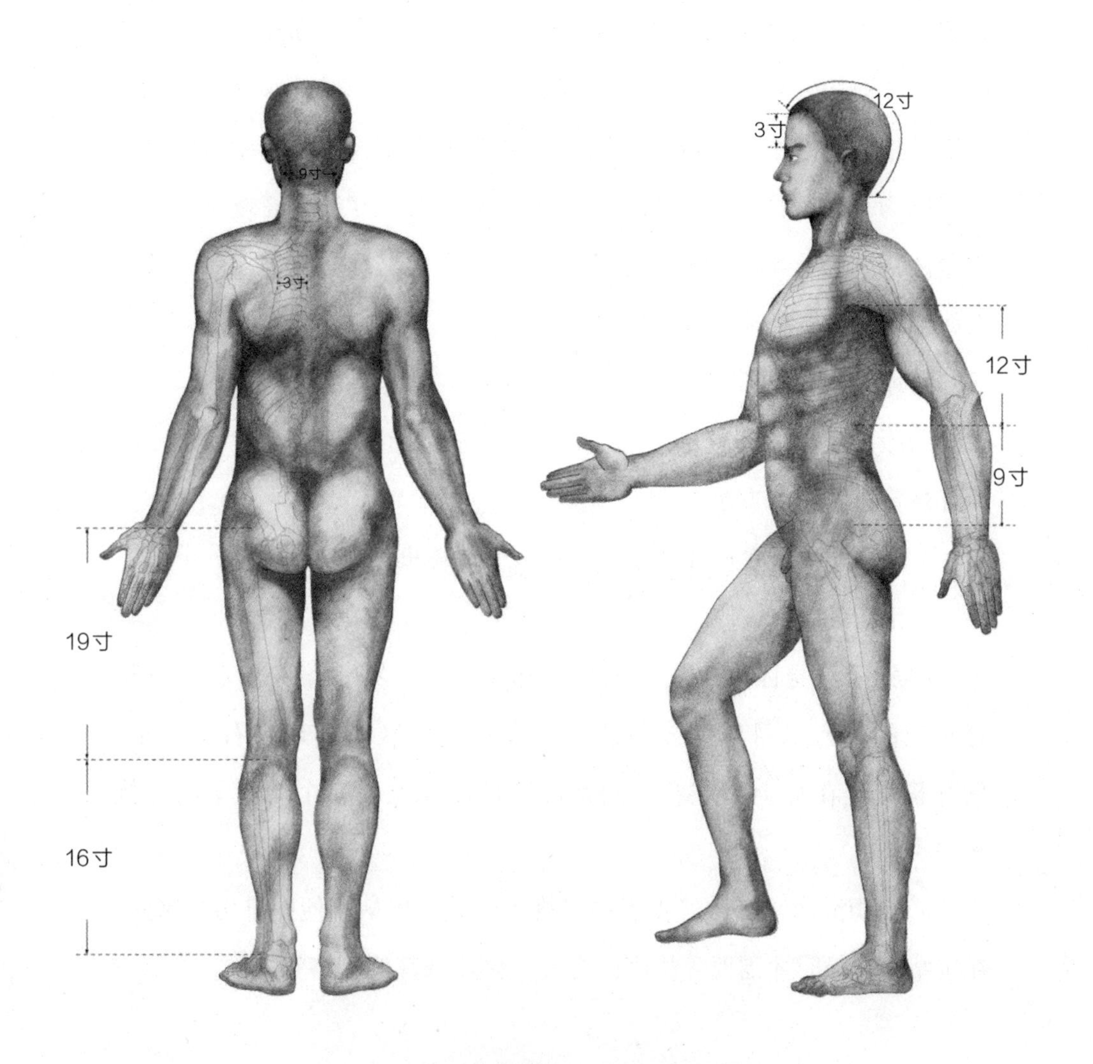

图47　骨度分寸后面图和侧面图

指量法是比较普遍的量测穴位方法，或称为手指同身寸。指量法有“中指法”，以自己的中指第二节屈曲时，指侧两端横纹之间的距离作为一寸。第二种是“拇指法”，以自己拇指指关节的横纹作为一寸。第三种是“横指法”，以自己拇指以外的四指并拢，以中指中节横纹处的宽度为准，四指横纹为三寸。由于每一个人的胖瘦、高矮不同，用指量法选穴时，必须根据自己的情况，适当做出调整。例如，太胖的人就不能用横指法来度量。

按摩时穴位的痛感和周围的位置不同，因此自己找穴位时，先按着经络图找到大致的位置，再按痛感来做最后的确定。这是比较方便，而且被普遍应用的方法。

3.心包积液通常以什么方式及什么管道排出体外?

吴清忠答:

膀胱经是身体经络主要的排泄通道，每一条经络在膀胱经上都有对应的俞穴。身体大多数的经络在每一个区段都是左右各一条，只有膀胱经在背上是左右各两条，这种设计就像一个城市里的大排水沟一样。

心包积液通常必须经由膀胱经排入膀胱，再从小便中排出。因此，在按摩心包经时才需要先按摩昆仑穴，再按摩其他经络和穴位。

steve 问:

能不能多谈谈所谓按对穴道时可以听到水流声的状况与方式?为何会这样?任何穴道都会有水流声吗(好像都会有，因为我似乎听到过)?但是每压一个穴道就听一次吗?还是按了穴道没声就代表不通?

通了就有声？

吴清忠答：

由于人体的经络是体液的主要流场，如果经络通畅则体液将沿着经络在体内流动。但并不是所有体液的流动都听得到声音，一如您的经验，按摩许多穴位都能听到声音的变化。

在实际的经验中，当心包经通畅时，在特定的位置上可以听到流水声。心包经阻塞时，则听不到任何声音。目前医界还没有设备能从体外透视来观察和验证，这种体液流动的观察和研究很困难。

从流体力学来考虑，应该要有很大的流速才会有那种声音，因此，我们一起工作的流体力学专家对于这种声音也很困惑。由于只有活体才有这种现象，因此这个疑问从解剖尸体是查不明白的，可能需要医学界有更好的透视工具时，才能真正弄明白这种声音是如何产生的。

在实际应用时，通常是观察声音的变化，如果按到正确的穴位，正常的情形几秒钟后就能听到声音（较胖的人第一次按摩可能需要很长的时间，声音才会出现变化）。按摩师必须累积一段时间的经验，才能从声音来判断按摩。好的按摩师必须有不错的记忆力，记住每一个客户上次的声音状况，下一次再观察其变化，来评估这个客户的状况处于改善或恶化之中，再调整其治疗的对策。

自己按摩时，比较容易记住自己每一次的变化。观察一段时间，就能掌握这种方法。人体的变化有时是很细微的，因此，中医的学习讲究的是悟性，最好的学习方法，是亲身体察自己身上的细微变化，再加上深入的思考，慢慢地才能“体会”每一种方法的精髓。

第五章　寒气问答

Ian问：

我一直以来都是偏瘦的体质，刚开始敲胆经时，有如书上说的会有浮肿的状况出现，后来就消了；但是现在想要吃结实一点反而变得很难，请问老师，是天生的肠胃问题吗？要如何调养肠胃呢？

吴清忠答：

大多数偏瘦的体质都是肺虚的状况，肺是身体布水的器官，肺虚使身体布水的能力下降，各个器官都缺乏水分，身体必须养足了血气，再把体内存在的寒气排除了，才有机会改变体质。这种情形需要长时间养血气，才能见到效果。

Aichen问：

2007年4月拜读您的大作后，深有同感，随即奉行一式三招，之后出现下列现象：

1. 自10月开始肩颈背酸痛难耐，不明原因，并未碰撞摔伤，至今肩颈仍会痛。

吴清忠答：

肩颈的酸痛，常是三焦经的问题，三焦指的是上焦、中焦、下焦，也就是胸腹腔，这种疼痛常是胸腹腔之间的横膈膜不适引起的。您可以找人用两手从背后压制住两侧的肋骨，限制肋骨在呼吸时的扩充，然后连续做几次深呼吸，随着每一次的吸气肋骨缩小时，尽量压制住胸腔的扩充，使肺部无法横向扩大，只能往下扩大，压迫横膈膜。连续做十次的横膈膜压迫和放松，就能改善这种肩颈的不适。多做几天，能使症状逐渐消失。

2. 大约六七月开始会咳嗽，于11月开始咳痰，要咳好多下才有，痰是白色的。原本五年前困扰我的鼻过敏，在咳嗽开始后，不药而愈。

吴清忠答：

咳嗽后鼻过敏就消失，说明身体开始处理不同的寒气，用咳嗽的方式来排除体内寒气，通常这种情形排除的是肺的寒气。原来的鼻过敏则多半排除的是胃的寒气。

3.11月公司体检发现我的肺纤维化，一年前检查还是正常的，症状：咳嗽易喘。肩颈问题去做了推拿，咳嗽在吃中药，但仍无法痊愈，并有肠胃不适现象——拉肚子、胃口不佳。请问老师的看法，另肺纤维化有可能逆转嘛？

吴清忠答：

肺纤维化是严重寒气的后遗症，如果能有效地调养血气，把肺里寒气排出，是有机会逆转的。

Sam Wu是一个大陆的读者，在使用一式三招调养的过程中，身体出现过许多变化，寒气的排除是重点。过程中我们通过书信的沟通，协助他顺利地改善了健康。在此分享我们之间的书信往来，编辑时特别保留了通信的时间，供读者参考。

2006.11.13 Sam Wu的来信：

自从开始按照《人体使用手册》改变自己的生活方式后，的确感到身体状况越来越好了。

1.吃饭比从前多了；体力比以前好了；一觉醒来觉得精神比以前好了。从前喝水一次只能喝几小口，现在可以拿着水瓶子猛灌，也没有什么不适的感觉（我觉得可能是脾脏的能力提升的缘故）。

吴清忠答：

可能过去吸收不好，身体缺了很多营养，现在吸收能力改善，赶紧补充，因此食量就增大了。

过去肺虚，喝了水也留不住，立即上厕所排了出去。现在肺的能力提升，各个组织开始大量充水，身体对于水的需求自然增加。这时体重应该会适当提升。

2.快四十岁的人了，最近脸上和后背经常长痤疮，我过去年轻的时候长过，但后来就很少了。最近这一段又多起来，不知是什么原因？

吴清忠答：

调养过程身体会重复过去年轻时的各种症状。痤疮后来很少的问题是很长的时间都没有能力排出来。

3.脚汗好像也比以前多了，鞋里经常湿乎乎的。

吴清忠答：

如果是脚底的汗，可能是身体寒气较重的一种现象，会随着血气的升降而增减。如果是从脚趾缝里排出，则可能是身体修复胃部留下的后遗症，不是坏事。

4.半夜经常会醒，时间非常准时，前一周是三点半，每天都是同一时间醒。这周就变成两点了。非常有规律。再过一周又变成十二点左右醒。醒了去小解，还能再睡。这是不是中医所说的五脏调整与时辰的关系在起作用呢？

吴清忠答：

这是多数人调养过程中都会出现的现象，两三点的醒转，是新增的血液进入肝脏的结果。十二点左右醒来则是由于身体修复工作使心包积液过多，身体的调整行为。这两种现象说明你的身体正在进行修复工作。

2007.03.24 Sam Wu的来信：

1.我记得刚刚开始一式三招的前半年，经常是有一段时间（比如两三周）都是凌晨同一个时间醒，有时是两三点，有时是四五点，也有时是一点左右。记得当时请教过您，您说，是在修复不同的器官。但我现在每天半夜醒的时间都不相同，也有时整宿都睡得很香，到早上六点左右才醒，醒了也不想睡了，这是什么原因呢？

吴清忠答：

身体调养初期，血气较低，开始修复的问题可能也较大，因此修复一个器官的时间会长些。随着血气的提升，大的问题一一清理结束，问题愈来愈小，修复器官的时间愈来愈短。开始时可能十天半月才修一个器官，慢慢地减为七八天，三五天，最后可能达到一天修好几个器官。

2. 最近额头太阳穴附近总长痘痘，我已经三十七岁了，说起来都有点不好意思，怎么这么大岁数了还长这个？这是什么经络不通吗？

吴清忠答：

可能是胃或小肠经，不是不通，可能经络正在处理问题，就近把经络里的堵塞物排出。

3. 我现在经常看别人的手指甲，来推测他们的血气的状况，颜色发红的就认为血气水平高，发白的就是比较差的，这样判断对吗？但是我观察自己的指甲发现颜色并不是一成不变的，有的时候偏红，有的时候发白，这是真实的呢，还是我的错觉？

吴清忠答：

身体修复器官时，血管中的血会减少，指甲就变色了。

4. 健康的人也需要经常敲胆经、按摩心包经吗？还是只要保证良好的作息时间就可以了，如果一个人的血气很好了，再敲的话，是不是会有什么副作用呢，俗话说，过犹不及。

吴清忠答：

由于现代的环境因素，真正健康的人很少，胆经不通几乎是现代人的通病。建议每个人还是把敲胆经当成日常的运动之一。敲胆经有时会造成失眠，这是主要的副作用，这时可以按摩膀胱经来改善睡眠。

2007.09.13 Sam Wu的来信：

经过近两年的调养，自我感觉身体比从前要好很多，但眼下有几个问题很困惑：

1.最近这几个月，感觉食欲不是很好，特别是早上和中午，早餐因为在家里吃，品种很少很单调，没有食欲也比较正常。但中午上班，公司附近的餐厅食堂还是挺多的，却也总是没有什么食欲。晚饭吃得还挺香的，但饭量明显不如过去了。不知是否跟我现在吃饭细嚼慢咽有关系？另外是不是不想吃的时候就可以不吃，干脆省一顿？

吴清忠答：

细嚼慢咽之后，食量本来就会降低，这是很正常的。自然界并没有哪种动物是一日三餐的，不想吃时，就不用吃。每周少吃一两餐，身体反而更轻松。

2.与第一条对应的，最近体重也轻了两千克（我从1993年大学毕业后，体重一直保持在140斤左右，按我的身高177cm，应该是偏瘦的，只是大腿内侧的肥肉比较多）。

吴清忠答：

体重在两三千克的变化，是很正常的，有时又会回来。

3.从今年夏天以来非常爱出汗，以前即使是夏天天气很热，我身上也很少出汗，手上汗却很多（我对这一点印象深刻，那时做引体向上的动作时，因为手滑经常会握不住单杠掉下来），现在手汗少了，前胸后背却出汗很多，即使天气不是太热的时候，后背也常湿乎乎的。晚上睡觉时也常是一身汗。

吴清忠答：

这是手汗好转时的现象，表示你肺的寒气已改善了。

手汗是肺里寒气太盛，阻滞了汗腺，使身体部分区域的出汗减少，只好从手上或脚底排出。随着身体逐渐改善，寒气陆续排出，汗腺逐渐恢复正常，手汗和脚汗就慢慢改善了。

4.以前身体不好时，经常参加一些剧烈的体育活动，后来看了您的书后，不敢了。现在因为时间的关系，有点反过来了，很少运动。顶多是上下班时，走路20分钟。另外，请问自我按摩可以完全代替运动吗？

吴清忠答：

您的走路运动量应该足够，也可以在晨间做些轻松的运动，充分的按摩可以替代运动。不过，随着血气逐渐上升，运动量可以适当增加。运动还是最有趣的疏通经络手段。

2008.01.30 Sam Wu的来信

从上周日开始发热，到现在才差不多退了，白天如果不吃退烧药的话，经常在38℃左右，到晚上就更高，最高到过39℃多。我已经十几年没有这样发过热了。我知道是自己经过这一两年的调养，体质增强的结果。我现在真的相信看您的BLOG里面说的“人生如道场”，生病对于我们这些想要学习中医的人来说，真是难得的一课，正好可以把以前学到的东西总结一下，请您点评。病中我又重读《人体使用手册》中的“寒气”一章，觉得跟我的病情非常相似。但也有一些地方还不太明白，向您请教。

1.从开始发热的前几天就先觉得鼻子和嗓子不适，不过正好这段时间我两岁半的儿子也发热在家休息。有没有可能是儿子把感冒传染给我的呢？如何区别是人体在主动向外排寒气，还是有外界诱因引起的。

吴清忠答：

除非是病毒性的感染，否则排寒气的发烧是体内的寒气和肺气对峙形成的。身体为了排除寒气会集中能量在肺里，形成肺热的状态。这种情形不是细菌或病毒引起的，因此不会传染。您可以试着用酒水（热水加米酒以一比一的比例，调成孩子可以接受的温度）帮孩子推肺经，如果能有效退热，说明肺经疏通提升了肺气，打破了对峙的情形热就退了，不是细菌或病毒性的感染。如果按摩了肺经仍然没有退热的迹象，同时热度超过39℃，仍持续上升，就要到医院里检查，否则演变成肺炎，会有很高的危险。肺炎是细菌性的感染，必须依赖西医的方法才能解决。

2.我发热的前两天，打了无数的喷嚏，清鼻水像打开了水龙头一样往外流，而且非常凉，我知道这是自己过去都是用吃抗生素的方法抑制寒气排出而造成的后果。其实自从我前两年开始调养起，就会在每天早晨大便时，流很多凉凉的鼻水，但便完即止，也没有其他症状，我以为会用这种方法把肺里的寒气慢慢排完（肺与大肠相表里，对吗？），也没有什么痛苦，不影响生活。这一次实在是很痛苦啊。

关于发热，我已经有十多年没有发过这么高的热了，其实最高的时候应该是在夜里，我也没有量过，但肯定超过39℃，到40℃也说不定。发得太高的时候，我会吃儿子的退烧药降温（布洛芬口服液），但我觉得这种退热的方法可能不太好，出汗太多了。相反有时热得很高时，倒会觉得暖融融挺舒服的，但是因为怕出问题，还是吃了退热药。

吴清忠答：

这种痛苦是正常的，原来的那种排法，算是有福气。但是现在血气能量更足了，身体就用更大的力度来排寒气，虽然痛苦，但却是更有效率的。肺与大肠互为表里，才会大便和清鼻水一起排。

3. 我儿子发热是第一天最高，后来一天比一天低，我正相反，一天比一天高，但感觉越来越好，因为后来不流那么多鼻水了，鼻子舒服了。风寒感冒与风热感冒。病初起时，我吃了同仁堂的感冒清热冲剂（专门治风寒感冒的解表药）。但到第三天鼻水虽然少了，但从清的变黄了。我看说明书上说流黄鼻涕是风热感冒，不知这个该怎么理解呢？

吴清忠答：

您处理得很好，发热的情形要特别小心，随时要考虑是否有肺炎的可能性。如果延误了肺炎的治疗，细菌会以等比级数地快速发展，是有生命危险的。

风寒感冒排的寒气是表层的寒气，不易发热，流清涕。风热感冒排的是肺里深层的寒气，程度上比较重，会发热，流黄涕。

4. 食欲一直还可以（就是闻不到饭的香味了），另外便也正常，说明不是什么大病，不用担心。

吴清忠答：

身体修复所造成的症状就是如此。继续保持这种正向的态度，对于这类症状的承受力就更高了。

5. 发热时，用热水泡脚，有时会觉得身体内部深处的寒气，呈放射状地出来，很难形容，就像受凉时打寒战，但又不太一样。

吴清忠答：

这时不宜用热水泡脚，热水泡脚会把血气往下引，身体用于排寒的能量被分散，反而不好。多休息，喝点热水、姜汤或其他热性的中药，最好就近找中医师开方，供给身体更多能量，更快地把寒气排净。

6.如果发热之前，去刮痧或拔罐，是不是就不会这么痛苦了？

吴清忠答：

应该没有太大差别，身体能力愈好，排的力度愈猛，愈痛苦。但是身体的寒气出去得也更多，是好事。这些痛苦只是短期的，忍着点就过了。

2008.02.01 Sam Wu 的来信：

还有几个问题请您指点：

1.在发热的时候，我感觉无论躺着，坐着，头都是晕晕的，很难受。但是如果做一些打坐调息的静功，感觉会好一点，我想知道这样做真的对身体有帮助呢？或者只不过是一种心理作用？

吴清忠答：

确实有帮助。打坐调息时，身体的状况很像睡眠状态，甚至比睡眠状态更轻松，人体的意识不再占用能量，身体的能量全部由潜意识占用，用来处理疾病。

2.我想知道，像这样激烈的排除寒气的过程会经历几次，才能把过去多年累积的寒气彻底排完？除肺经外其他经络的寒气也都要通过这种方式排出吗？

吴清忠答：

每一个人体内寒气的数量不同，血气能量不同，每次排泄寒气的力度也不同。因此没有办法预测需要几次才能把寒气排净。肺经的寒气实际上有一部分在肺的深处，这种寒气的排泄最辛苦，有发热的反应。其他表面上的寒气排泄，就不容易出现发热的情形。不过相同的是所有寒气的排除都要身体自己有足够的血气能量，才能激活排泄的程序。当然也有中药或经络的调理能加快寒气的排泄，这些方法的基本仍然需要病人配合调养血气，才能有好的功效，而且需要有高明的医师协助。

3. “您可以试着用酒水（热水加米酒）帮孩子推肺经，如果能有效退热，说明不是细菌或病毒性的感染。”如果孩子吃了退热药后可以退热也能说明这一点吗？您能介绍一下推肺经的具体方法吗？是推哪一段肺经还是整条肺经都要推？是从手上的少商、鱼际向上推还是从上向下推？一般需要推多久或推多少次可以见效？

吴清忠答：

大多数的退热药都只能维持三四个小时，而且退热药有很多种，有些其中也有抗生素，因此，很难用退热药能退热来判断。无论由上向下或由下向上推，都能有效退热。肺经的走向是从胸到手，我自己的做法是顺着肺经的走向，由上往下推，主要在提升肺的能力。比较方便的做法是推手肘以下到拇指的一段，这样就会有效果，当然如果能整条肺经推效果会好些。至于推多久或多少次可以见效，就很难说，与排寒气的力度以及孩子身体的能力有关。

4.我儿子是从上周四开始发热，第一天很高，感觉肯定在39℃以上（我儿子不愿意量体温，我们主要是通过他的精神状态来判断），我是通过一些小儿推拿的方法帮他降温，感觉是有效的。后来就一天比一天低，从周一开始每天有些小咳嗽，频率是越来越少，并且每天傍晚时还有点热度，大约38℃。我们给他吃了一点以前常吃的王氏保赤丸（好像是以黄连、大黄等成分为主）。这样处理正确吗？

吴清忠答：

您处理得再好不过了，按摩和使用的中药都不会造成后遗症，而且不会把寒气压抑在体内，而是让身体自然地将寒气排出。

5.关于小孩子发烧，是每个家长最关心的问题，北京现在好一些的儿童医院，天天爆满。我的想法是能不去就尽量不去，但这个分寸总觉得很难把握。加上家里人的意见不一致，更让人头疼。

吴清忠答：

确实是一个令人头疼的问题，我的建议是在39℃时，就使用退热药，通常都能达到退热的目的。如果看不出有退热的迹象，最好能立即去医院诊治。感冒发热最担心衍生成肺炎，肺炎的细菌繁殖极为快速，一不小心就错过了治疗的时机，会造成生命的危险。西药的退热，能有效避免许多风险。缺点是使身体排寒气的工作暂时停止，不过并不会对身体造成伤害，只会拉长排除寒气的时间，从安全上考虑多花点时间还是值得的。

第六章　综合性问答

小鱼问：

我的宝宝两岁了，一岁左右开始便秘，看过西医，说让多吃粗纤维食品，开始有一定改善，但没过多久又不行了，九月份看了您的《人体使用手册》，开始给宝宝敲胆经、按摩心包经及推腹（这个他不太喜欢所以做得不太规律），食欲绝对是大大改善，以前不好好吃东西，现在什么都爱吃（想到这里就开心极了，真是感谢您），便秘的情况有些许好转但便便仍是有些干，有个学过中医的朋友说宝宝有肝火，于是开始按摩腿内侧的肝经，其他没什么变化，就是最近起床后眼屎特别多，眼睛都睁不开，得用水洗一下才行，请问这是什么原因，另外宝宝的便秘有什么办法能治疗吗？万分感谢。

吴清忠答：

肺和大肠互为表里，大便干通常是肺热造成的。肺热则是身体为了排除寒气，把能量集中在肺里形成的。可能得等他的寒气排净，大便干的问题才能彻底改善。眼屎可能和小肠的修复有关，小肠和心脏是互为表里的。不过只要持续推他的经络，并且让他早点睡，一段时间自会改善。

Pei-chen 问：

全家皆已拜读过你的书，受益良多。尤其是我婆婆，六十七岁，每天都敲打胆经，但近来夜间尿频问题愈来愈严重，甚至一两个小时就起床尿一次，有时还会来不及跑厕所。她本身有高血压，读完你的书后刻意停了西药，但定期西医追踪复诊，发现血压又飙起来，她心里害怕只好继续服降血压的药。请问该如何处理改善？谢谢。

吴清忠答：

夜间尿频多半是肝热的现象造成的，建议在傍晚泡热水脚，可以泄除肝热。高血压的患者最好不要贸然停药。建议先调整药量把血压控制在140，这是安全的高压，不容易造成生理的伤害，同时让身体警觉仍处于高压。当血气提高之后，同样的药量会使血压略降，假设降至120，并且稳定维持了一段时间之后，就可以适当减少药量，使血压回到140。这样反复进行几次，随着身体的逐步改善，药就能安全地停掉了。如果开始就把血压控制在120，就算血气提升了，身体也不会把血压降下来，就无从减药量了。

lwc 问：

我有两个问题请教：

1. 因要照顾初生婴儿，基本上不能在晚上十点前休息睡觉，不知有没有其他方法去提升血气？

吴清忠答：

您有初生婴儿，显然年龄不大，几个月的晚睡不至于造成身体太大的问题，只要先把时数睡够就好，等婴儿略大再来调养，您明白睡眠的重要性，就不会把身体弄到太差的地步。

2. 我爸现年六十三岁，十年前做过心脏俗称通波仔手术，近月头面有浮肿的问题，严重时眼皮会肿得不能上提，眼睛只留一线。已检查心、肾等，但没有发现问题，我给他按摩或刮痧，只心包经有明显的反应，不知我应从哪里着手去改善他的浮肿问题？

吴清忠答：

令尊的症状是心包经阻塞的现象，心包经的阻塞是脾虚引起的，脾虚则说明他夜间身体正在修复身体某个器官，修复肠胃的机会比较大。因此，要注意细嚼慢咽，改善食物的吸收，进而减少食量，减轻肠胃的负担，这才能祛除病根。

flylover 问：

先前买了您的书来看，还看了好几遍，获益良多，非常感谢。想请教一下，不知道您对高度近视好发的飞蚊症有什么看法跟建议，其实我在四百多度时就有飞蚊症了，同屋檐下的妹妹却几乎没有近视。目前我的近视大概在一千度，飞蚊症蛮影响视线的（尤其在大太阳下），家人也对我的高度近视很担忧，西医的看法是……无解，除非做镭射切角膜，有机会可以烧掉一些造成飞蚊症的物质，但我又对我这度数狂升的体质大惑不解，想为自己做点什么，却不知道该如何下手。谢谢。

吴清忠答：

中医有“子午流注”的理论，所有经络是按着子午流注的顺序首尾相连，连成一个“8”字形的连续图形。经过眼部的经络前一条是小肠经，后一条是膀胱经。膀胱经的起点是内侧眼角的睛明穴。担负眼部营养输送的经络是小肠经，小肠和心脏是互为表里的脏腑，小肠的问题多半和心脏有关。严重的近视可能和心脏有关，您可以试着按摩腋下中心点的极泉穴，如果出现明显的疼痛感即说明这种推论可能是对的。心脏的问题必须有很高的血气，身体才能激活修复的机制。因此，调养血气是最重要的手段，也就是早睡和敲胆经是最重要的调养方法。等血气升高了，身体在夏天才会修复心脏，届时晨间会不太容易起床，起床后也会很疲倦，即是身体开始修复心脏的现象。到时候早上晚些起床，让身体有机会把问题处理好。当血气开始提升时，您度数应该就不会继续恶化，心脏改善后，度数有可能开始减轻。从中医的观点以及过去的经验上看，这是可逆的。

宁静海问：

您的大作真的解了我不少疑惑，谢谢您的无私分享。我幼时右脚大腿髋关节处脱臼，因父母误以为是小儿麻痹，未加治疗，导致跛行。现在我已四十岁，两脚的差异越来越大自不待言，而且走或站两个小时就受不了，特别是脚底痛得寸步难行，我不想开刀换关节，是否有自救的方法呢？另外我可能就是老师书中提到“肺虚”的情况，容易口渴但喝了水就想上厕所，脸色枯黄，但我并不瘦，来美国后还多了三千克(目前80千克)，虽不认为自己是悲观之人，但很容易受感动而落泪，请问若是肺虚该如何调养呢？谢谢。

吴清忠答：

您先天不足，后天可能也失调，随着年龄的增长，两脚的差异也就愈来愈大。其实不止两脚，全身左右的差异都愈来愈大，这说明血气愈来愈差。肺虚的人胆功能也必定不好，吸收自然也不好。因此，改善吸收成为您最重要的调养之道，敲胆经是其一。但重要的是要比别人更早睡。身体好比一部车，睡眠的另一种意义是把身体送回保养厂。醒着时，你的意识占用着身体，车一直开着。既然车子已经出了故障，就要增加保养的力度了。

Shirley 问：

最近几年我的眼睛没有眼泪，睁眼困难，西医说是干眼症，无药可医，只能用人工泪液缓解。近来，我越来越觉得闭眼比较舒服，但是不能好好阅读，安全开车，甚至走路都会撞墙，很是烦恼。不知道老师曾否诊过干眼症的病人？谢谢！

吴清忠答：

身体的经络是体液流通很重要的通道，而且是顺着子午流注法，一条一条相接的。经络流经眼部之前是小肠经，再由内眼角的睛明穴进入膀胱经。因此从经络来看，干眼症多数和小肠有关，而小肠和心脏互为表里，应该从这个方向寻找解决的方案。另外，如果身体的水分很少，也可能使眼泪变少，这就需要从肺虚着手了。也就是影响眼泪的因素不是单一的，必须从身体整体的调养做起。也就是从血气调养做起。

zoe 问：

飞蚊症及耳鸣有办法治好吗？

吴清忠答：

飞蚊症是血气不足加上心脏和小肠的问题形成的，因此调养血气，经常按摩心经的极泉穴，有机会改善。耳鸣则是血气不足加上肾气不足形成的，同样要调养血气，再按摩肾经的太溪、复溜及涌泉穴，有机会改善。

Jimmy Lio 问：

如果敲胆经能刺激胆汁分泌，敲身体其他经络是否有类似效果，刺激所属脏腑的活动？如按摩手太阴肺经，能否刺激肺部排寒？按摩大肠经舒缓便秘的情况？

吴清忠答：

每条经络的处理方法不同，敲肺经不能刺激肺部排寒气，身体排寒气需要大量血气。养足了血气，身体自会激活排寒气的工作，届时肺经可能会出现疼痛，那时就需要按摩肺经，提升肺的能力，让肺有能力把寒气排出。便秘也不单单是大肠问题引起的，必须明白问题的根源在哪里。

geniusliu26问：

您在《人体使用手册》中说，血气增高的时候，身体会开始自我治疗，这时有生病的症状。如何分辨这是身体治病的情况，还是患了新的疾病呢？

吴清忠答：

这是一个困扰了我很久的问题，经过长期的观察和体会，发现身体的修复行为有三种情况。以我自己经常出现的排寒气为例，有时候很冷时衣服穿少了，很快就出现感冒的症状。这是身体血气仍不算太差，当寒气进入身体时，必定会立即尝试排除寒气，就出现了感冒的症状。如果能量不足，则寒气就被储存在肌肤下，而没有太多的症状，这是第一种情形。这种情形的感冒，可以喝姜茶并且多休息，增加身体的能量，加快排除寒气。

第二种情形是身体本来就储存了不少的寒气，当工作很劳累时，也会出现感冒的症状。这时并不是身体真的有足够的能量发动排寒气的动作，而是由于透支的肝火使得身体出现误动作。用中医的语言，这是虚火引起的。由于没有足够的能量，因此寒气并没有真的被排出，空有症状却没有效果。这种情形泄除了肝火，症状就停止了。

第三种情形是作息良好，身体状况提升之后出现感冒的症状，这种症状泄除肝火或肺热都无法终止，是身体真正有效地排寒气。这时可以用第一种情形的方法，提升身体的能量，更有效地排除身体的寒气。

由于当前的身体检查没有血气指标，因此血气的上升或下降，或身体是不是有虚火，都无从用仪器测量。只能自己回顾近期一段时间的生活作息，以及是否遭遇寒气的侵袭来判断。